エイズ相談利用促進に関わる規定要因の心理学的検討

飯 田 敏 晴 著

風 間 書 房

目　　次

第1部　エイズ相談研究の現状と課題
　はじめに …………………………………………………………………… 1

　序　章 ……………………………………………………………………… 3
　　序-1　日本の HIV/AIDS の流行状況 ………………………………… 3
　　序-2　日本の HIV/AIDS に関する予防的介入研究の現状 ………… 4
　　序-3　予防的介入で標的となる健康行動 …………………………… 5
　　序-4　エイズ相談利用の測定 ………………………………………… 6
　　序-5　エイズ相談意図を促進するための理論モデル ……………… 7
　　序-6　健康信念モデルに基づいたエイズ相談研究の現状と課題 … 8
　　序-7　健康信念モデルに基づいた本研究における変数の定義
　　　　　（Figure 1）………………………………………………………12
　　序-8　研究の目的と意義 ………………………………………………13
　　序-9　本書の構成 ………………………………………………………14

第2部　健康信念モデルに基づく諸要因とエイズ相談意図との関連
　はじめに ……………………………………………………………………17

　第1章　HIV 自己イメージの意味構造【研究1】……………………19
　　はじめに ………………………………………………………………19
　　1-1　目　的 ……………………………………………………………19
　　1-2　方　法 ……………………………………………………………19

1-3　結果と考察 …………………………………………………… 21
第2章　HIV自己イメージ尺度（HIVSIS）の作成【研究2】……… 31
　はじめに ………………………………………………………………… 31
　2-1　目　的 ……………………………………………………………… 31
　2-2　方　法 ……………………………………………………………… 31
　2-3　結果と考察 ………………………………………………………… 33
第3章　β版からHIVSISの確立へ【研究3】………………………… 36
　はじめに ………………………………………………………………… 36
　3-1　目　的 ……………………………………………………………… 36
　3-2　方　法 ……………………………………………………………… 36
　3-3　結果と考察 ………………………………………………………… 38
第4章　HIVSISの妥当性の検討【研究4】…………………………… 42
　はじめに ………………………………………………………………… 42
　4-1　目　的 ……………………………………………………………… 42
　4-2　方　法 ……………………………………………………………… 43
　4-3　結果と考察 ………………………………………………………… 48
第5章　HIVSIS作成における総合的考察 ……………………………… 52
　はじめに ………………………………………………………………… 52
　5-1　HIV自己イメージ尺度の開発 …………………………………… 52
　5-2　尺度の利用可能性 ………………………………………………… 53
　5-3　今後の課題 ………………………………………………………… 54
第6章　健康信念モデルに基づく諸要因とエイズ相談意図との
　　　　関連【研究5】……………………………………………………… 56
　はじめに ………………………………………………………………… 56
　6-1　目　的 ……………………………………………………………… 56
　6-2　方　法 ……………………………………………………………… 58
　6-3　結　果 ……………………………………………………………… 65

6-4	考　察	……………………………………………………… 84
6-5	本研究の限界と課題	……………………………………… 94

第3部　健康信念モデルに基づいた指標の有効性の検討：
　　　　 予防的介入の効果測定の試み

　はじめに …………………………………………………………………… 97

第7章　DVD視聴覚教材視聴前後の健康信念モデルに基づいた
　　　　　指標の変化【研究6】 ……………………………………… 99
　　はじめに ………………………………………………………………… 99
　　7-1　方　法 …………………………………………………………… 99
　　7-2　結　果 …………………………………………………………… 105
　　7-3　考　察 …………………………………………………………… 111

第4部　エイズ相談利用促進に関わる規定要因の心理学的検討
　はじめに ………………………………………………………………… 117

終　章 ……………………………………………………………………… 119
　　終-1　はじめに ……………………………………………………… 119
　　終-2　エイズ相談利用促進に関わる規定要因の心理学的検討 …… 120
　　終-3　予防的視座から見たHIV/AIDS ……………………………… 123
　　終-4　本研究の限界と今後の展望 ………………………………… 124

引用・参考文献一覧 ……………………………………………………… 127
初出一覧 …………………………………………………………………… 133
謝　辞 ……………………………………………………………………… 135

第1部　エイズ相談研究の現状と課題

はじめに

　本書は，ヒト免疫不全ウイルス（以下，HIV とする）への感染，および後天性免疫不全症候群（以下，AIDS とする）の発症の「予防」について論じたものである。本書における研究の主な対象は，成人期初期（青年）の人である。本書は，彼／彼女らが，HIV/AIDS に関わることで悩んだ際（あるいは，悩んでいなくても，自身の HIV 感染の有無を知るために），電話相談，保健所，医療機関への相談をしやすくなることに寄与することを目的としている。なお，本書では理論的枠組みとして，健康信念モデル（Becker, 1974）を採用している。この枠組みに基づいて，いくつかの尺度を開発・報告し，それらの変数間の関連を論じる。

序　章

序-1　日本の HIV/AIDS の流行状況

　厚生労働省エイズ動向委員会（2012）によると，2011（平成23）年の新規 HIV 感染報告数は1056人であった。感染経路の内訳は，同性間性的接触で722人（68.4%），異性間性的接触で206人（19.5%），静注薬物使用で4人（0.4%），母子感染で1人（0.1%），その他で32人（3.0%），不明で91人（8.6%）であった。年齢別では，特に20歳代から30歳代に集中している。新規 AIDS 発症者数は473人であり，感染経路の内訳は，同性間性的接触で262人（55.4%），異性間性的接触で124人（26.2%），静注薬物使用で1人（0.2%），その他で15人（3.2%），不明で71人（15.0%）であった。年齢別では，25歳代以上に幅広く分布している。世界的には，新規の HIV 陽性者報告数，エイズ発症者数は減少傾向であるが，日本では増加あるいは横ばいの傾向をたどっており，この状況は看過できない（これは，本原稿を執筆している2016年時点においても大きくは変わらない）。これを転じさせていくためには，感染の有無が明らかではない者が HIV 抗体検査を受検する必要がある。

　人が自身の感染の有無を明らかにするための行動（あるいはエイズ発症を防ぐための行動）を実行するには，彼／彼女らが利用しやすい保健・医療体制の存在は不可欠である。なぜならば，現状において，自身の感染の有無が明らかではない者は，それらの制度を活用していないからである。日本における保健・医療体制として，「後天性免疫不全症候群に関する特定感染症予防指針（1999年厚生省）」に基づいた治療拠点病院制度（1993年），中核拠点病院制度（2006年）があり，全国で均てん化され，質の高い医療を受けることが可能である。さらに，2012（平成24）年6月の診療報酬の改正によって，性

感染症の既往のある者に対する診療報酬点数の請求が可能となった。それ以前は，HIV 抗体検査の受検は HIV 陽性者の配偶者，あるいは他の疾患がある時を除いて，診療報酬点数としては請求不可能であった。さらには，全国の保健所等における HIV 抗体検査の受検および HIV/AIDS に関する相談を，無料・匿名で利用することが可能なこと，各種公的団体による電話相談窓口が多く整備されている（エイズ予防情報ネット：http://api-net.jfap.or.jp/index.html）。このように日本の HIV/AIDS に係る保健・医療体制は充実している。一方で，こうした制度が十分に活用されているとは言い難い。金子ら（2012）は，日本人成人男性の生涯 HIV 抗体検査受検率を10.5％（海外：27.6％～41.1％）と報告している。さらに，橋本・川戸（2009）は，日本における HIV 陽性者の補足率（推計）を，2007（平成19）年時点で13％と算出している。つまり，推計ではあるが，ここで未補足とされる87％のもの人が，HIV 感染に気付かずに，日々の生活を過ごしていることになる。HIV が陽性であることを早期に同定することは，エイズ発症を防ぐためにも極めて重要である。また，パートナーへの二次感染を抑止するという意味でも重要である。こうした問題を改善するためには，人の HIV 感染の有無を明らかにするための行動を促進する必要がある。本書では，人の HIV 抗体検査の受検および専門家への相談行動を規定する要因を解明し，その行動を促進する心理教育的介入（予防的介入）を検討することを目的としている。さらに，本書は，①新規エイズ発症者の年齢層に25歳以上が多いこと，② AIDS 発症は，HIV 感染が生起してからの平均期間が10年であること，を踏まえて介入の重点を置くべき世代として，10代から20代の年齢層に焦点を当てて論じる。

序-2　日本の HIV/AIDS に関する予防的介入研究の現状

　人を対象として HIV 感染あるいは AIDS 発症を「予防する」ための介入は，その原因と感染経路が判明した約30年前から行われてきた。日本では，

1999年の厚生労働省（当時，厚生省）による「後天性免疫不全症候群に関する特定感染症予防指針」の公表を皮切りとして，予防教育・啓発活動に関する研究報告が増えた。例として，HIV や性感染症（STD）への感染予防を目的として，コンドームの使用促進を目指した研究（樋口・中村，2010；尼崎，2011）や，WYSH という複合的な予防モデルに基づいて開発された介入プログラムの効果研究（木原，2006）がある。しかし，竹原・松田・児玉（2008）は，大規模なサンプルを用いた研究や十分な研究デザインを用いて，その介入の効果を評価した研究が不十分である，と指摘している。本書は，このような状況を受け，「行動を科学する」学問である心理学の視点から，実証的な検討を試みるものである。

序-3　予防的介入で標的となる健康行動

人の「健康行動」を促進させるために，なんらかの教育的介入を行う際には，いくつかの段階を踏まえて行わなければならない。はじめに，標的となる行動を決め，その決定要因を特定する段階である。次に，その決定要因の変容を促すように計画する段階である。そして，その計画を実行する段階である（Fisher & Fisher, 1992）。HIV 感染，エイズ発症の予防について言えば，第1の健康行動は，性行為時のコンドーム使用を促進することにある。この理由は，日本における HIV の主な感染経路は，性的接触が約8割を占めるからである。コンドームの使用は，感染を防ぐには不可欠であって，その利用を促進していくことは重要である。一方で，予防的介入を「コンドーム利用促進にのみ」焦点を当てることは望ましくない。なぜならば，新規感染者を減らすことには寄与しても，HIV に感染し，そのことに無自覚に生活している者にとっては，それを明らかにするために，HIV 検査の受検をも含めたエイズ相談の利用は不可欠だからである。

このような行動促進を論じた日本での報告は，コンドームの使用に関する研究が圧倒的に多く（例えば，北川・臼井・西上・篠崎ほか，2009など），エイズ

相談・検査の利用促進を扱った研究は少ない（例えば，高本・深田，2008など）。エイズ相談の利用促進のための心理教育介入を実施するには，理論的根拠が不十分である。また，仮になんらかの介入を行ったとしても，その効果を説明するための指標（尺度）が十分に存在しない。本書の目的は，理論そして実証に基づいた心理教育的介入に有効な知見を得ることである。具体的には，日本のエイズ相談窓口である電話相談，保健所，医療機関の利用と，その行動の規定要因との関連を実証的に検証し，その知見に基づいた教育的介入を考えることにある。

序-4　エイズ相談利用の測定

本書の目的を達成するには，介入の標的となる「エイズ相談の利用」をどのように測定し，その行動を規定する要因との関連をどのように検討するかを考える必要がある。心理学では，この「相談の利用」について扱った研究分野は，援助要請（help-seeking）研究である。従来，援助要請研究では，「人に相談する行動」を測定するために，「相談経験」や，「相談行動をとる見込み（相談行動意図，援助要請意図）」を研究の従属変数として設定することが多かった。さらに，水野・石隈（2000，2001），木村・水野（2004），永井・新井（2008）にあるように，架空の悩みを提示した上で，その悩みが独力では解決困難な際に，援助者に援助を求めるかどうかを質問紙によって尋ねている。この手法は，統計的に検証しやすいという利点がある。一方で，問題点が2つある。第1に，HIVやエイズに関する悩みは，自然場面で頻繁に生起するものではない，こと，第2に，あくまで架空の悩みでの相談であって，実際に専門家の援助を求めるかどうかは不明瞭なことにある。Apanovitch, McCarthy, & Salevey（2003）は，エイズ検査の受検行動を扱った研究において，行動経済学，社会心理学領域における不確実状況下における意思決定モデルに基づいた検討を行っている。この研究での検査受検意図の測定には，行動変容ステージモデルに基づいて，「この一年以内に，相談をしよ

うとどの程度考えていますか？」と「現在」の意図を測定している。この手法は，上記の2つの問題点を考慮すると非常に参考となる。しかしながら，これが海外で行われたものであって，日本の場合，多くのものが未受検（金子ら，2012）であることを踏まえると，現在の「意図」は低いことは容易に想像できる。

　永井・新井（2008）は，何らかの援助を求める者は，その他の相談機関に対しても援助を求めやすく（Schonert-Reisch & Muller, 1996），さらに，何らかの問題で援助を求める者は，他の問題でも援助を求めやすい（Fallon & Blowes, 1999）と考えられるので，架空の悩みを提示して，相談行動を測定することは妥当と述べている（永井・新井，2008）。本研究では，この永井・新井の指摘にならい，HIV 感染を疑う架空の事例状況を提示し，その際のエイズ相談の利用意図（エイズ相談意図）を尋ね，その規定要因との関連を検証する。ただし，日本での「現在の」意図を明らかにするために，Apanovitch *et al*（2003）の測定法を用いることは有益と考えられる。

序-5　エイズ相談意図を促進するための理論モデル

　これまで，HIV 感染やエイズ発症の予防を目的として行った研究分野は，行動疫学や健康心理学での成果報告が多い。以下に主だったものを紹介する。

i　健康信念モデル（Health Belief Model; HBM）

　Rosenstock（1966）が，予防接種の利用行動に関する分析を通して理論化し，Becker・Mainman（1975）によって改訂されたものである。このモデルは，主に4つの認知的要因を含んでいる。第1に，罹患性認知（perceived susceptibility；病気になる可能性），第2に，重大性認知（perceived severity；その病気になったらどれほど重大な状況になるのか）である。この2つの認知要因は「病気の信念」として捉えられる。第3に，利益性認知（perceived benefit），第4に，障がい性認知（perceived barriers）である。後半2つの認知要

因は，「行動実行」に関する認知である。

ii **Information-Motivation-Behavior Skills Model**（Fisher & Fisher, 1992；以下 IMB モデル）

行動疫学の分野での報告数が多い理論である（例えば，Fisher, Fisher, Amico, & Harman, 2006）。規定要因は4つある。第1に「情報（information）」である。例えば，エイズ相談や検査法に関する知識や，疾患の知識が考えられる。第2に「動機（motivation）」である。この動機は，(1)行動実行・不実行に対する態度（personal motivation），(2)周囲の行動に対する認識や評価の認知（social motivation）の2つから構成される。第3に「行動スキル（behavior skills）」は，対処行動をどの程度実行できると思うかを測定する（Bryan, Fisher, Fisher, & Murray, 2000; Fisher et al, 2006）。第4に「行動（behavior）」は，行動をどの程度しようと考えているか，という意図である。

健康行動に関する理論的モデルに基づいた報告は，国外に多く存在する（Bryan et al, 2000; Fisher et al, 2006）が，日本においては少ない。近年，多くなってきた IBM モデルに基づいた検討は HIV 陽性者の受療行動や服薬行動の促進を目的としたものがほとんどである。本書の目的は，（HIV 検査の受検行動をも含んだ）エイズ相談の利用促進に係る心理学的研究であって，その基礎となるデータを提供することにある。そこで，本書では，健康信念モデルに基づいた検討を行う。なぜならば，そのことによって，本書における知見と海外の知見との比較が可能となるからである。

序-6　健康信念モデルに基づいたエイズ相談研究の現状と課題

ここでは，エイズ相談研究の現状と課題について述べる。はじめに，「病気の信念」についてである。「罹患性認知」と「重大性認知」の乗数によって規定される「病気の信念」は，本書では「HIV 感染症の信念」という用語を用いる。理論的には，HIV 感染が生じる可能性を高く見積もり（罹患性

認知），HIV 感染によって重大な状況になると認識するほど（重大性認知），HIV 感染症への信念は「脅威」なものとなり，その対処行動としてエイズ相談利用を実行しやすくなる。先行研究では，これを支持する結果が多い。たとえば，Vermerr, Bos, Mbwambo, Kaaya, & Schaalma（2009）は，タンザニアにある大学の医学部学生186名を対象とした質問紙調査を行っている。重回帰分析による検討の結果，エイズ相談利用に対する自己効力感（例：「私は，HIV の検査を受けたいと思った時に，簡単に受けることが出来る」），罹患性認知および重大性認知が，エイズ相談意図を31％説明可能である，ことを報告している（Vermerr et al, 2009）。また，ほかの研究報告においても，これを支持するものが多い（Moges & Amberbir, 2011; Kabiru, Beguy, Crichton, & Zulu, 2011; Vermeer et al, 2009; de Paoli, Manongi, & Klepp, 2004; Sass, Bertonlone, Denton, & Logsdon, 1995）。

しかし，Zak-Place & Stern（2004）は，これと反対の結果を得ている。すなわち，「HIV 感染症の信念」とエイズ相談意図との間で負の相関があることを報告している。Zak-Place & Stern（2004）は，アメリカ国内の大学生202名（男性93名，女性109名，平均年齢19.11歳（$SD=1.29$歳）を対象とした質問紙調査を行い，大学生の HIV 感染症の「重大性認知」と，エイズ相談意図との間に負の相関を認めた。すなわち，HIV 感染の結果を重大と認識している人ほど，エイズ相談を利用しない可能性を示している。この結果が異なった背景は，次の2つの可能性が考えられる。

第1に，調査環境の違いである。Vermerr et al（2009）の調査がタンザニアで実施されたように，健康信念モデルに基づいた報告の多くはサハラ以南のアフリカの文化圏で行われている。一方で，Zak-Place & Stern（2004）の研究は北アメリカ圏で行われた。国際連合エイズ合同計画（Joint United Nations Programme on HIV and AIDS; UNAIDS）によると，サハラ以南のアフリカでは，流行率が2009年で5.0％であるのに対して，北アメリカでは0.5％である（UNAIDS, 2010）。こうした流行率の違いは，「病気への信念」に影響を

与え，その意味構造は大きく異なることが予測される。

　第2に，性差である。一般に援助要請研究では，男性より女性が援助要請を多く行うとされている（水野・石隈，1999）。このため，要因間の関連を検証する際に，性別が交絡因子となり関連を不当に弱めてしまう可能性がある。実際に，Zak-Place & Stern（2004）において，女性が男性よりも，エイズ相談意図の得点が高く，さらに，重大性認知も強く捉えていた。

　以上のことから，本書でこの枠組みに基づいた調査を実施する際には，調査環境の差異や性差に留意して取り組む必要があると考えられる。

　次に，エイズ相談実行への「利益性認知」と「障がい性認知」について述べる。エイズ相談実行への「利益性認知」については，エイズ相談意図との間に強い正の相関があることを報告したものが多い（Moges & Amberbir, 2011; de Paoli et al. 2004; Zak-Place & Amberbir, 2004; Dorr, Kreucebergm, Starathman, Wood, 1999; Sass et al. 1995）。Door et al（1999）は，アメリカの大学生111名を対象とした質問紙調査の結果を報告している。エイズ相談の利用経験の有無を目的変数，健康信念モデルに基づいた各要因を説明変数としたロジスティック回帰分析を行った。結果，エイズ相談実行への「利益性認知」を強く見積もることが，エイズ相談の経験を予測する重要な要因であることを報告した（*Odds Ratio*: 1.61）。一方で，Door et al（1999）の報告とは異なるものものある（Vermerr et al, 2009）。Vermerr et al（2009）は，「HIV感染症の信念」指標とエイズ相談意図との間に正の相関を認めたが，エイズ相談実行への「利益性認知」，「障がい性認知」は，エイズ相談意図との間で有意な相関は見出せなかった。この相違が生じた背景としては，研究者によって「利益性認知」「障がい性」認知の測定が異なることにある可能性がある。

　Vermerr et al（2009）の報告での「利益性認知」は，陽性判明時に治療を受けることが出来るという利益（質問項目例：「HIV陽性者は，簡単に治療を受けることが出来る」，「もし，私が，HIVに感染していることが分かった場合，十分な治療が受けることが出来る」）である。さらに「障がい性認知」は，エイズ相談

を受けるための時間や場所といったアクセシビリティにかかわる要因を尋ねている（質問項目例：「私には，HIV の検査を受けるための十分な時間がない。」，「私は，HIV の検査を受ける場所に行くための交通手段がない」）。

　一方で，Dorr *et al*（1999）の利益性認知と障がい性認知の測定では，「あなたは，HIV 検査を受けることは，どのくらい有益（障がい性認知：「困難」）であると思いますか」と 1 項目で尋ねている。前者は，エイズ相談を実行することの「利益性認知」や「障がい性認知」の意味構造に焦点を当て測定しているのに対し，後者は単項目で測定しているのである。

　エイズ相談の利用の「利益性認知」の最たる例として，早期発見・早期治療による予後の改善があげられる。この理由は，治療法の確立以前と比べて，HIV 陽性者の平均余命は著しく改善したためである（Lohse, Hanse, Pedersen, Kronborg *et al*, 2007）。また，早期発見・早期治療といった身体的な側面だけではなく，例えば，「感染不安」を強く覚えるものにとっては，専門家に相談することによって安心感を得る，という利益もあると考えられる。すなわち，実践家が，HIV 感染およびエイズ発症の予防のための心理教育を行う際に，具体的にどのようなメッセージを発すればよいかを考えることは重要と考えられる。さらに，統計的な観点から考えると，変数を 1 項目のみで測定することは，因子の安定性という観点から疑問が残る。以上のことから，エイズ相談実行への「利益性認知」，「障がい性認知」を測定する際には，その意味構造や信頼性・妥当性を備えた尺度を利用することが望ましい，と考えられる。なお，エイズ相談利用の「障がい性認知」は，Moges *et al*（2011）は，エイズ相談を実行することで，HIV 陽性が判明することを恐れたり，周囲からの偏見や差別を向けられることへの恐れを，「障がい性認知」として捉え，測定している。

　以上の議論をまとめると，エイズ相談の利用を促進していくためには，健康信念モデルに基づいて検討することは有意義であるが，次のことに留意する必要がある。第 1 に，文化差や性別の違い，という点である。さらに，

「HIV 感染症の信念」や「エイズ相談実行への利益性認知と障がい性認知」の測定においては，本邦の社会的文脈に沿った定量的な尺度を用いる必要があると考えられる。

序-7 健康信念モデルに基づいた本研究における変数の定義
　　　（Figure 1）

本節では，本書における用語（変数）の定義をする。まず，健康信念モデルに基づいた「HIV 感染症の信念」は，2種の認知的要因から構成される。第1は，「重大性（severity）認知」である。これは，「自身が HIV に感染したとした際に，その結果を重大であると感じること」である。第2の側面は「罹患性（susceptibility）認知」である。これは，「自身がどの程度 HIV に感

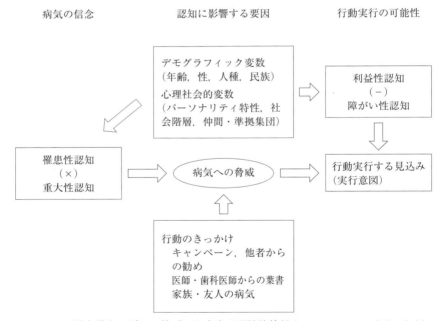

Figure 1　健康信念モデルに基づいた本書の理論的枠組み　(Becker, 1974を参考に作成)

染すると思うかという主観的な罹患しやすさ」を示す。この2つの信念の乗数が，HIV感染症に対する脅威を形成し，エイズ相談意図に影響を与える。

この「HIV感染症の信念」の1つである「重大性認知」は，HIV感染症に感染することをどの程度重大と思うか，という単一項目で測定されることが少なくない（例えば，木村，1996）。しかし，上述したように「重大性認知」とは，調査環境によってその意味合いが大きく異なることが予測される。そこで，本書では，個人の「HIV感染想定時に，感染判明後の自己が置かれる状況や周囲から受けるであろう影響を，感染判明前に予期したイメージ」を「HIV感染想定時の自己イメージ」と定義し，「重大性認知」の多面的な要素を測定可能とする尺度を開発する。

「罹患性認知」は従来の研究にならい，「HIV感染の生起確率認知」と同一概念として定義する。エイズ相談実行への「利益性認知」と「障がい性認知」は，永井・新井（2007）が，本邦の文脈において，「相談行動の利益とコスト」を概念化しているので，それに基づいて検討する。

序-8　研究の目的と意義

以上から，本書は，HIV感染およびエイズ発症を「予防する」という視点に基づいて論じたものである。そして，その成果をもって，いわゆる「いきなりエイズ」の問題をはじめとした種々の問題の解決に資する知見を得ることにある。つまり，(1)HIV感染に気付かないまま生活を過ごし，AIDSを発症して医療機関を受診してはじめて気づき，治療が難渋する事例を減らすこと，(2)広く，国民のエイズ相談利用率の向上を目指すことでHIV感染の早期発見を促進すること，にある。本書は，この目的達成の一助として，対象を成人期初期の男女に焦点を当てて検討する。

本書では，彼／彼女らが，HIV/AIDSに関することで悩み，独力で解決困難な際に，電話相談，保健所，医療機関といった専門家への相談行動（エイズ相談の利用）に焦点をあてて論じる。理論的な枠組みとして，エイズ相

談の利用行動を，人間の健康行動の一つとして捉え，この行動を促進するために構築された健康信念モデルに基づいて論じる。

最後に，日本では，エイズ相談利用を促進するための介入効果を検証する指標（尺度）が乏しい，という現状にある。本書は，予防活動あるいは地域支援を担う実践家に実証に基づいた方法の提供を目的としたものである。現職者へのデータの提供に加え，HIV/AIDS の予防のための心理学的研究として，その学問的な基礎資料の収集を目的とするものである。

序-9　本書の構成

本書は，エイズ相談意図と健康信念モデルに基づいた規定要因との関連について，以下の点を検討する。本書の全体的構成は次頁に示した。

まず，健康信念モデルに基づいて，HIV 感染症の「重大性認知」及び「罹患性認知」と，エイズ相談実行に対する「利益性認知」「障がい性認知」が，エイズ相談意図とどのように関連しているかを検証する（第2部）。この関連性を適切に論じるために，序-6で論じたように，人が HIV に感染することの意味について日本の文脈に沿った尺度を開発する。具体的には，日本人の成人男女を対象として，「HIV 感染想定時の自己イメージ」を測定する尺度を開発する（第2部第1章から第5章）。そして，新たに作成した指標に，既存の尺度を加えてエイズ相談意図との関連を検討する（第2部第6章）。

つぎに，介入効果を測定する指標が乏しいという現状を踏まえ，本書で開発した各指標が，介入の効果測定に有効かどうかを検討する（第3部）。すなわち，実験的介入により，本書で開発する各指標の妥当性を検証しようとするものである。具体的には，日本の教育的介入で標準的に用いられている教材を使用し，その介入効果を測定する（第3部第7章）。さいごに，本論文での研究成果をまとめ，今後の課題を明らかにする（第4部終章）。

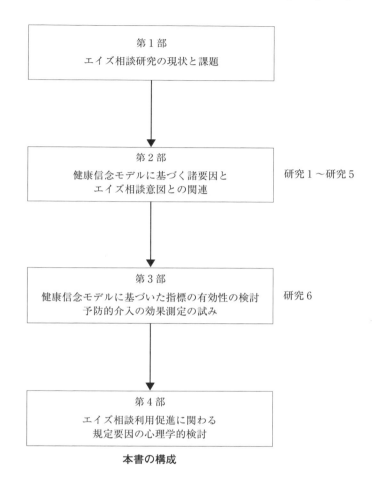

本書の構成

第2部　健康信念モデルに基づく諸要因と
エイズ相談意図との関連

はじめに

　第2部では，エイズ相談利用を促進するために，健康信念モデルに基づいた諸要因とエイズ相談意図との関連を検討する。

　健康信念モデルでの「病気の信念」は，2つの信念から構成される。第1の側面は「重大性（Severity）」認知である。自身がHIVに感染したとしたら，その結果が重大であると感じることである。第2の側面は「罹患性（Susceptibility）」認知である。自身がどの程度HIVに感染するかと思うかという主観的な罹患しやすさである。これは，工学・数学的もしくは，リスク心理学的な観点に立てば，「リスク評価」に相当する。すなわち，これらの学問分野でいう「危機感」は，「重大性認知」と「罹患性認知」の乗数として定義される。

　健康行動を扱った研究において，疾患の「重大性認知」の測定は，主に研究者の理論的な視点から定義し，それに基づいて構成された変数によってなされる（例えば，木村，1996）。しかし，本来「重大性認知」とは，個人の認知であって「重大」と感じる認知的な枠組みを明らかにした上で検証する必要がある。そこで，まず，HIV感染によって起きる結果や自身への影響をどのように見積もっているかという個人の意味構造を明らかにする必要がある。さらに，その認識が「重大（または深刻）」な意味を帯びたものであれば，そこには否定的な感情が伴うと考えられる。

　そこで，第2部では，この「重大性認知」を測定するために，個人の「HIV感染想定時に，感染判明後の自己が置かれる状況や周囲から受けるであろう影響を，感染判明前に予期したイメージ」を「HIV感染想定時の自

己イメージ」と定義し，この概念化をはかる（第1章：研究1）。さらに，「HIV感染想定時の自己イメージ」を，予防的介入の実践現場において容易に測定するための尺度（HIV-Self Image Scale; HIVSIS）を開発する（第2章：研究2，第3章：研究3）。この理由は，現場での実施が容易な尺度が存在することは，HIV感染への予防的介入を実施する際に，導入法や介入内容の決定に貢献できると考えられるからである。そして第4章（研究4）では，HIVSISと他の尺度を併せて調査を行い，他の概念との相違点を検証する（妥当性の検証）。これらの成果を踏まえて，HIVSIS開発の意義について論じる（第5章）。

　第6章では，健康信念モデルに基づいた疾患の「重大性認知」の変数としてHIVSISを用いることの意義について検証する。なぜならば，HIVSISは，HIV感染想定時の自己の変化に関するイメージを測定するが，その変化は，個人にとって重大な事柄ではない可能性がある。そこで，HIVSISと否定的感情との関連を，HIVSISにおけるどのような側面が，「重大性」認知の指標として捉えることが可能かを検証する（第6章：研究5-1）。そして，HIV感染の「重大性認知」と「罹患性認知」の乗数によって規定される「HIV感染症の信念」及び，エイズ相談実行への「利益性認知」，「障がい性認知」と，各専門家へのエイズ相談意図との関連を明らかにする。そして，これらの結果をもとに，健康信念モデルに基づいたエイズ相談の利用促進のために必要となる教育的介入について考察する（第6章：研究5-2）。

第1章　HIV自己イメージの意味構造【研究1】

はじめに

本章では，人が捉えるHIVに感染することの意味（認知）構造を明らかにする。

1-1　目　的

青年期男女を対象として，「HIV感染想定時に，感染判明後の自己が置かれる状況や周囲から受けるであろう影響を，感染判明前に予期したイメージ」を「HIV感染想定時の自己イメージ」と定義し，その意味構造を検証する。また，その自己イメージが形成された背景について理解を進めるために，HIV/AIDSに関する偏見と，HIV感染経路に関する知識との関連を検証する。

1-2　方　法

i　調査対象者及び調査時期

2007（平成19）年11月，関東地方の四年制私立A大学125名（全員が女性）を対象として自由記述式での調査を実施した。さらに，2008（平成20）年7月，関東地方の四年制私立B大学184名を対象として，自由記述式での追加調査を実施した。本章では，この2つの調査から収集された合計309名分の自由記述文に対して分析した結果を論じる。なお，自由記述式調査における有効回答は，309名中263名である（有効回答率85％，男=99名　女=164名）。

ⅱ　調査内容
①自由記述文

HIV 感染想定時の自己イメージについて，次のように尋ねて，自由記述式での回答を求めた。すなわち「もし，HIV に感染したとしたら，自分またはその周囲にどのような変化があると思いますか」である。

② HIV 感染経路に関する知識

HIV 感染経路に関する知識の測定には，飯田・いとう・井上（2010）のものを用いた。これは，9項目の質問文の項目内容が適切か不適切かを選択させるものである。9項目の合計得点の平均点と標準偏差に基づいて調査対象者を三分した。本対象者における平均点は，8.08（$SD=.93$）点だった。すなわち，知識得点の平均値±0.5SD を基準に，低知識群（〜7），中知識群（8），高知識群（9）の3群とした。低知識群は61名，中知識群は96名，高知識群は106名に分類された。

③ HIV 感染/AIDS に関する偏見

Lee $et\ al$（2008）の"HIV/AIDS Related Stigma"を飯田・伊藤・井上（2008）が日本語訳したものを用いた。これは，HIV の陽性者または，後天性免疫不全症候群の発症者に対する偏見を測定する4つの質問項目からなり，評定は，それらの項目に対してどの程度賛同できるかを答えさせるものである（4件法）。感染経路に関する知識と同様，偏見の各指標の合計得点における平均点と標準偏差に基づいて調査対象者を3分した。平均点は，6.47（$SD=2.06$）点だった。すなわち，偏見得点の平均点±0.5SD を基準に，偏見弱群（〜5），偏見中群（6〜7），偏見強群（8〜）の3群とした。偏見弱群は97名，偏見中群は97名，偏見高群は69名に分類された。

なお，本章では，性別，HIV 感染経路に関する知識や HIV/AIDS に関する偏見との関連性は，先行研究（飯田・伊藤・井上，2008；飯田・いとう・井上，2010）で検討しているので論じない。ここでは，新たな視点で，自由記述文を KJ 法（川喜田，1967）の方法に準じて分類して，その分類によって得られ

たカテゴリーと，性別，HIV/AIDS に関する知識，HIV 感染経路に関する知識との多次元的関連性を検討する。

iii 倫理的配慮

アンケートは各大学の学生が参加する講義の教室で配布した。調査員は講義時間外の時間を利用して，学生に調査協力の依頼を口頭で行った。依頼時，調査内容の概略及び，配布するアンケートの受け取りは任意であることを伝えた。アンケート配布後，説明事項として次の3つを口頭及び文章で説明した。第1に調査内容がHIV/AIDS に関する調査であること，第2に調査協力の承諾の可否は，個人の自由意思に基づくものであり，協力を拒否したとしても授業評価とは一切関係の無いこと，第3に調査は匿名で行われ個人名は特定しないことを明言した。協力依頼に応じた学生には，①学生同士で回答を見ないようにすること，②学生同士で席を離して回答するよう伝えた。回答は，学生の任意の時間（講義時間外）で行われ，回収は，アンケートを伏せて個別に提出された。全ての協力者の提出を終えた時点でアンケートを回収した。調査終了後，HIV/AIDS に関する適切な知識が得られるようにするために，アンケートに掲載された知識項目についての正答及びその解説を紙面で説明した。

1-3 結果と考察

i 自由記述文の分類結果

263名が回答した自由記述文の意味単位に基づいて，心理学系研究者2名（修士課程修了者）が分類したところ，370の記述文が得られた。4人の心理学を専攻とする大学院生（博士後期課程1名，修士課程2名，研究生1名（修士課程修了者））が，記述文で，意味内容が同一のもの，あるいは類似したものをKJ法に準じて分類したところ，24の小カテゴリーが得られた。さら小カテゴリーを14の大カテゴリーに分類した。以下に出現頻度順に並べ替えたカテ

Table 1　HIV感染想定時の自己イメージに関する自由記述文の分類結果

(N=263，男99名，女164名)

大カテゴリー [省略語]	小カテゴリー（人数）[1]	記述文数	%
他者からの否定的態度 [否定的態度]	人が離れていく（67） 偏見差別を受ける（43） 変に気を使われる（5） 親に怒られる（2）	109	29.5%
否定的な思考 [否定的思考]	精神的にダメージを受ける（20） ネガティブな気持ちになる（17） 動揺する（4） 悩む（2） 気まずくなる（2） 消極的になる（2）	45	12.2%
身体の否定的変化 [身体]	症状が出る（31） 感染源になる（5）	36	9.7%
日常生活への否定的影響 [生活]	治療を受ける（16） 今まで通りの生活ができない（8） 人に感染させないように気を使う（8）	32	8.6%
社会から離れる [離れる]	自分から人と距離をとる（24） 公の場から遠のく（7）	31	8.1%
人生設計への否定的影響 [人生設計]	パートナーに関する問題が出てくる（7） 思い描いてた未来が崩れる（15）	18	4.9%
お互いの付き合い方が変わる [付き合い方]		15	4.1%
人に言えないし，言わない [隠蔽]		13	3.5%
精神的に支えてくれる [支え]		13	3.5%
周囲の人に心配や迷惑をかけてしまう [心配迷惑]		11	3.0%
周りの目の変化 [周りの目]		10	2.7%
周りの目が気になる		5	1.4%
HIVと向き合おうとする		5	1.4%
その他	変わらない わからない 親の態度が変わりそう 周囲が驚く 周りもその事実を知ったら分かってくれる 人と分かってくれない人に分かれてしまう気がする	28	7.6%
	合計	370	

注：1）多重回答有

ゴリー名を列挙する（Table 1）。

太字で記載された名前は，大カテゴリー名であり，「　」内は小カテゴリー名，（　）内の算用数字は出現頻度，である。**他者からの否定的態度**（109）：「人が離れていく」，「偏見差別を受ける」，「変に気を使われる」，「親に怒られる」，**否定的な思考**（45）：「精神的にダメージを受ける」，「ネガティブな気持ちになる」，「動揺する」，「悩む」，「気まずくなる」，「消極的になる」，**身体の否定的変化**（36）：「症状が出る」，「感染源になる」，**日常生活への否定的影響**（32）：「治療を受ける」，「今まで通りの生活ができない」，「人に感染させないように気を使う」，**人から離れる**（30）：「自分から人と距離をとる」，「公の場から遠のく」，**人生設計への否定的影響**（18）：「パートナーに関する問題が出てくる」，「思い描いていた未来が崩れる」，**お互いの付き合い方が変わる**（15），**人に言えないし，言わない**（13），**精神的に支えてくれる**（13），**周囲の人に心配や迷惑をかけてしまう**（11），**周りの目の変化**（10），**周りの目が気になる**（5），**HIVと向き合おうとする**（5），**その他**（28）：「変わらない（19）」，「わからない（6）」，「親の態度が変わりそう（1）」，「周囲が驚く（1）」，「周りもその事実を知ったら分かってくれる人と分かってくれない人に分かれてしまう気がする（1）」。

ⅱ　HIV感染想定時の自己イメージの意味構造

HIV感染想定時の自己イメージを詳細に検討するために，河内（2001）に倣って低頻度（$n \leq 5$）のカテゴリーと「その他」を除いた11の大カテゴリーを，性，HIV感染/AIDSに関する偏見，HIV感染経路に関する知識の3要因とともに，数量化Ⅲ類による分析を行った。第5軸まで固有値を算出したところ，1軸から5軸までで，.34，.30，.28，.26，.24であり，解釈可能な第3軸までを分析に用いた。

①自己イメージの意味構造

Table 2には，第1軸から第3軸までの大カテゴリーの重み係数を示した。

Table 2 数量化Ⅲ類による自己イメージ（大カテゴリー）の重み係数

大カテゴリー［省略語］	第1軸 固有値=.338	第2軸 固有値=.297	第3軸 固有値=.281
他者からの否定的態度［否定的態度］	−0.11	−0.30	0.75
精神的に支えてくれる［支え］	−2.06	−2.72	−1.97
周りの目の変化［周りの目］	−1.51	−2.78	0.46
人から離れる［離れる］	−0.34	0.88	0.96
人に言えないし，言わない［隠蔽］	−0.11	1.63	−0.19
否定的な思考［否定的思考］	−0.44	−0.38	0.20
身体の否定的変化［身体］	1.86	−1.02	−1.40
日常生活への否定的影響［生活］	−0.12	1.72	−1.25
周囲の人に心配や迷惑をかけてしまう［心配迷惑］	1.53	1.14	2.42
お互いの付き合い方が変わる［付き合い方］	−0.28	2.57	−0.07
人生設計への否定的影響［人生設計］	−2.04	0.67	−0.67

このうち絶対値が，1.0以上のカテゴリーに基づいて，次のように解釈した。
第1軸 正の重み係数1以上の値を示しているのは，「身体の否定的変化 (1.857)」，「周囲の人に心配や迷惑をかけてしまう (1.535)」であった。HIVに感染し身体症状が出現することは，健康な自己の姿と対立するものである。さらに，「周囲の人に心配や迷惑をかけてしまう」については，周囲に意図せずにして，「心配」や「迷惑」といった精神的負担を与えるという自己にとって望ましくない結果を想像したものである。この次元は，現在の自己と照らして望ましくない姿を具体化した自己イメージといえる。従って，「対自的」自己像の次元と解釈した。一方で，負の重み係数1以上の値を示していたのは，「精神的に支えてくれる (−2.06)」，「人生設計への否定的影響 (−2.04)」，「周りの目の変化 (−1.51)」であった。HIV感染想定時，他者にとってのHIV陽性者，という客体としての自己の姿を具体化した自己イメ

ージといえる．従って，「対他的」自己像の次元と解釈した．以上から第1軸を「対他的」，「対自的」の対比とする「対他的－対自的自己像」の軸と命名した．

第2軸 正の重み係数1以上の値を示していたのは，「お互いの付き合い方が変わる（2.58）」，「日常生活への否定的影響（1.72）」，「人に言えないし，言わない（1.63）」，「周囲の人に心配や迷惑をかけてしまう（1.14）」，であった．一方で，マイナス1以上の値を示していたのは，「周りの目の変化（－2.78）」，「精神的に支えてくれる（－2.72）」，「身体の否定的変化（－1.03）」，であった．この軸は，HIV感染に基づいた自己の時間的連続性・斉一性に関わるカテゴリーが占めていた．すなわち，正の重み係数の次元は，他者と接する上での自身の態度，日常生活の過ごし方についてイメージしたものである．HIV感染想定時に，それまでの自己の連続性・斉一性が失われることを想像した次元であると考えられる．一方の，負の重み係数の次元では，「身体の否定的変化」の近くに，他者との関係性に関わるカテゴリーが布置していた．身体の否定的変化は，病人としての自己像を表したものである．それゆえに，周囲の人から，自身を病人として精神的に支えられるという自己をイメージしている．この次元は，回答者が，自身の発達過程で形成してきた病人としてイメージが関与していると考えられた．従って，第2軸を「断絶」，「連続」の対比とする「時間的連続性・斉一性」の軸と命名した．

第3軸 正の重み係数1以上を示していたのは，「周囲の人に心配や迷惑をかけてしまう（2.42）」であった．ついで「人から離れる（.961）」であった．一方で，負の重み係数1以上を示していたのは，「精神的に支えてくれる（－1.97）」，「身体の否定的変化（－1.30）」，「日常生活への否定的影響（－1.25）」が布置していた．この軸は，HIVに感染したことが判明した後の自身と社会との距離をイメージしたものであると考えられる．すなわち，正の重み係数の次元では，周囲に意図せずに「心配」や「迷惑」といった精神的負担を与えてしまい，社会との距離が遠のいていく自己を想定したものと

考えられるが，一方の負の重み係数の次元では，日常生活が変化し，HIV感染症の治療をうけつつ，他者に感染させないように配慮して行動するという，社会との距離を保とうとする自己を想定したものと考えられる。さらには，近親者から「精神的に支えられる」という肯定的な関係を想定している。以上から，正の次元は「拒絶」，負の次元では「受容」に対比される「心理社会的自己像」の軸と命名した。

②基本次元間の関連と性，偏見，知識

本研究で示されたHIV感染判明後の自己イメージは，数量化Ⅲ類によって算出された重み係数に基いて，カテゴリー間の関係性を，帰納的に考察したものである。その結果，3次元構造が見出された。HIV感染想定時に，「時間的連続性・斉一性」の軸が示す「断絶」の次元，さらに「心理社会的自己像」の軸が示す「拒絶」の次元が見出されたことは，HIVに感染することが，アイデンティティの重要な要素である，自身の独自性と過去との連続性，そして，自分が社会や他者から承認されている受容感のどちらも分断するものとして認識されていることを実証的に示したという点で有益であると考えられる。

さらに，これまでと異なった視点から，HIV感染想定時の自己イメージを詳細に検討していくために，他の要因との関連を検討した。Table 3に，性別，HIV感染経路に関する知識，HIV感染/AIDSに関する偏見，の重み係数とレンジを示した。ここでレンジが大きいアイテムほどその次元における説明力は大であり，HIV感染想定時の自己イメージの記述にとって効率のよいアイテムであると考えられる。レンジの大きさから見ると，第1軸の「対他的－対自的自己像」では，HIV感染経路に関する知識が最も大きく（2.62），性別（2.41），HIV感染/AIDSに関する偏見（1.88）の順であった。第2軸の「時間的連続性・斉一性」では，HIV感染/AIDSに関する偏見（3.29）が突出しており，次いでHIV感染経路に関する知識であり（1.07），性別（0.53）であった。第3軸の「心理社会的自己像」は，HIV感染/AIDS

Table 3 数量化Ⅲ類による性別，HIV 感染経路に関する知識，HIV/AIDS に関する偏見の重み係数

		第1軸 固有値＝.34 （レンジ）	第2軸 固有値＝.30 （レンジ）	第3軸 固有値＝.28 （レンジ）
性別		(2.407)	(0.531)	(0.122)
	男性	1.560	－0.352	－0.101
	女性	－0.847	0.179	0.021
HIV 感染経路に関する知識		(2.616)	(1.071)	(2.163)
	知識低	1.903	－0.803	－1.082
	知識中	－0.713	0.268	1.081
	知識高	－0.303	0.169	－0.417
HIV 感染/AIDS に関する偏見		(1.880)	(3.289)	(3.383)
	偏見弱	0.431	1.820	－0.916
	偏見中	－0.940	－1.469	－0.905
	偏見強	0.940	－0.572	2.467

に関する偏見が突出し（3.38），ついで HIV 感染経路に関する知識が高く（2.16），性別（0.12）と低かった。重み係数をプロットしたのが，Figure 2 と Figure 3 であり，この結果をもとに若干の考察を加える。

Figure 2 を見ると，「対自的」の軸と，「連続」の軸に囲まれた第2象限の意味空間には，「男性」，「知識低」，「偏見強」の要因が布置していた。すなわち，この意味空間に代表される「身体の否定的変化」という想定は，知識の低さと偏見の強さと密接に関係していると考えられる。さらに，この正反対の方向を示す「対他的」の軸と「断絶」の軸に囲まれた第4象限においては，「女性」，「知識中」，「知識高」が布置されていた。このことから性別と HIV 感染経路に関する知識量が，HIV 感染判明後の自己イメージを対称化させる要因となるばかりでなく，「人生設計への否定的影響」や「人から離れる」といった心理社会的な多様な変化を想像する要因となる可能性があ

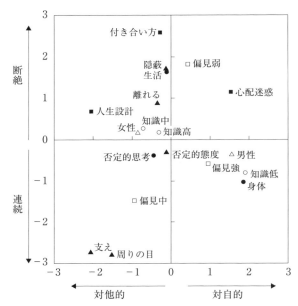

Figure 2　第1軸と第2軸の重み係数に基づく，性差，HIV感染経路に関する知識，HIV感染/AIDSに関する偏見，自己イメージ（大カテゴリー）の散布図

ることが考えられる。ただし，これらの要因は，「断絶」の軸よりも「対他的」の軸に関与が強い。今後，第4象限の意味空間をより詳細に検討していくためには，性別や知識量だけではなく，他の要因の関与についても検討していく必要があるだろう。なお「対他的」の軸と正反対の「対自的」の軸に布置する「偏見弱」は，「断絶」を説明する上で，大きい値を示していた。偏見の弱さは，社会的に望ましい態度を示すものである。このことから，自己の時間的連続性や斉一性が分断された自己イメージが想定された背景として，社会的に望ましくあろうとする態度が関与している可能性が示された。

　Figure 3を見ると「対自的」の軸と「拒絶」の軸に囲まれた第1象限に「偏見強」が布置されている。このことは，他者を排斥する態度が強い故に，自身が感染した際も自分を排斥の対象としてみなし，孤立した生活を過ごす

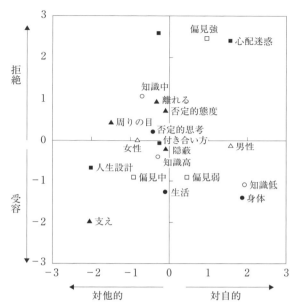

Figure 3　第1軸と第3軸の重み係数に基づく，性差，HIV感染経路に関する知識，HIV感染/AIDSに関する偏見，自己イメージ（大カテゴリー）の散布図

自己を想像したものと解釈出来る。偏見は，「拒絶」の軸を説明する「他者からの否定的態度」「人から離れていく」といったカテゴリーと同じ方向にあり，さらには反対の「受容」の軸では，「偏見中」，「偏見弱」が同程度に効いていることから，偏見が強い者ほど，かえって他者の否定的態度を強く知覚していることが示唆された。

　以上のように，HIV感染想定時の自己イメージの意味構造についての仮説が生成された。すなわち，「対自的－対他的自己像」，「時間的連続性－斉一性」，「心理社会的自己像」の3つの視点から捉えられる可能性を示した。この結果は，大学生が，HIVに感染することを，アイデンティティの重要な要素である，自身の独自性と過去との連続性，そして，自分が社会や他者から承認されている受容感のどちらも分断するものとして認識していること

を示した点で有益と考えられる。

第2章　HIV自己イメージ尺度（HIVSIS）の作成
【研究2】

はじめに

　第2章は，HIV自己イメージ尺度（HIVSIS）を開発する。第1章では，「HIV感染想定時の自己イメージ」を「HIV感染想定時に，感染判明後の自己が置かれる状況や周囲から受けるであろう影響を，感染判明前に予期したイメージ」と定義し，概念的検討を行った。その結果，青年期の男女が，HIVに感染することを，自己の独自性と過去との連続性の断絶，受容感の喪失を予期している可能性を示した。この意味構造を踏まえて，HIV感染想定時の自己イメージを多面的に測定できる尺度を開発することが，第2章の目的である。

2-1　目　的

　第1章【研究1】で収集された自由記述文から，HIV自己イメージ尺度（HIVSIS）の原案を作成する。そして，質問紙調査によって原案の因子構造を探索的因子分析によって明らかにする。

2-2　方　法

i　調査参加者と手続き

　調査は，2009（平成21）年4月，関東地方の四年制私立C大学の講義後に実施した。その際，調査協力の可否は自由なものであって授業評価とは関係がないことを説明した。その後，受講者209名に質問紙を収めた封筒を配布した。1週間後，回収箱を通じて118名からの回答を得た。記載に不備があるものを除いた112名（男27名，女85名，平均年齢18.34歳（標準偏差.69））を分

析対象とした。

ii　倫理的配慮

調査内容が人の生死に関わる問題なので，調査参加者の心理的負担を出来る限り軽減するために次のことを行った。質問紙及びその他の書類は全て1つの封筒に収めることで，参加者が不本意に人の生死に関わる情報に接触することを避けた。封筒を配布する前，調査者は，参加者に対して調査はHIV/AIDSに関わる内容であること，封筒の受取は任意であり拒否しても不利益にならないことを説明した。そして，封筒の配布後，同封の質問紙とは別の紙面を用いて，次の4つの事項を説明した。第1に質問紙記入は任意であって，記入を拒否しても不利益とならないこと，第2に個人は特定しないこと，第3に研究以外の目的には使用しないこと，第4に記入後の質問紙は同封の封筒に入れ，両面テープで閉じた上で，1週間後に，教室出口の回収箱に投函するよう説明した。さらに，1週間後の回収時，エイズ相談を受けられる近隣の機関の案内文と知識普及啓発を目的とした冊子を全ての受講生が出入りをする教室出口に留置した。

iii　質問紙

第1章（研究1）で収集した大学生263人の自由記述文をもとに，54項目からなる原案の尺度を作成した。次に，心理学を専攻とする大学院生4人が，尺度の各項目を意味内容が同一のものあるいは非常に類似したものを同一項目として分類した。その結果，2項目が削除され，52項目となった。次に，別の研究協力者2人（大学院心理学専攻修士課程修了者）が，尺度項目の日本語表現の適切さを検討し，修正作業を行った。最後に，別の心理学系研究者6名（博士後期課程大学院生1名，病院勤務の臨床心理士2名，病院感染症科においてHIV/AIDSに関わる心理臨床活動を専従とする臨床心理士1名，大学教員2名）により，作成された項目が，①HIV感染判明後の自己が置かれる状況や周

囲から受けるであろう影響について尋ねたものかどうか，②項目が抽象的な表現であって回答者にとって理解しがたいものとなっていないか，の2つの観点から検討した。その結果，2項目を新たに追加し54項目となった。

質問紙の教示は「もしあなたがヒト免疫不全ウィルス（HIV）に感染したとしたら，どのような状況になると思いますか。各項目について，あなたの意見にあてはまるものを1つだけ選んで○をつけてください」である。それぞれの質問項目に対して，1．「全くそう思わない」，2．「ほとんどそう思わない」，3．「どちらかといえばそう思わない」，4．「どちらともいえない」，5．「どちらかといえばそう思う」，6．「かなりそう思う」，7．「非常にそう思う」の7件法で回答させた。

2-3 結果と考察

54項目の平均値と標準偏差を算出して天井効果を確認した結果，不適切な12項目を除外した。次に主因子法プロマックス回転による探索的因子分析を行った。固有値1.0以上を示していたのは，12因子であり累積寄与率は58.08%であった。再度，各指定因子数での固有値の減衰と累積寄与率に着目して指定の因子数を徐々に減らしていった。その結果，解釈可能な4因子解を採択した。因子負荷量が.35以下の項目，及び，2つ以上の因子に因子負荷量が.30以上を示した12項目を除外した。最終的に，第1因子10項目，第2因子9項目，第3因子5項目，第4因子6項目，合計30項目から構成されるHIVSIS（β版）を作成した。第1因子は〈社会的隔絶（$\alpha = .83$)〉，第2因子は〈身体的物理的負担（$\alpha = .80$)〉，第3因子は〈親密性（$\alpha = .82$)〉，第4因子は〈生活態度変容（$\alpha = .76$)〉と命名した（累積寄与率が41.4%）。因子間相関は，.02から.59の値であった（Table 4）。

各因子の下位項目の平均値は，社会的隔絶因子は4.57点（標準偏差1.06），身体的脆弱性因子は5.25点（標準偏差.91），親密性因子は4.84点（標準偏差1.31），生活態度変容因子は5.34点（標準偏差1.03）であった。以上が，次章

Table 4 HIV自己イメージ尺度（HIVSIS）β版の因子分析結果[1),2)]

項目名	I	II	III	IV	h^2	Av.(SD)
I　社会的隔絶 （α = .83）						
まわりの人の自分の見る目は変わらない	.66	−.11	−.08	−.15	.32	5.27(1.51)
まわりの人に感染したことを言う	.63	−.07	−.16	.18	.38	4.40(1.59)
病院に行きづらくなる	.63	−.16	−.06	−.04	.31	3.57(2.09)
大学から遠のく	.57	.07	.17	.00	.50	4.14(1.79)
まわりの人に感染したことを言える	.56	.12	−.10	.13	.36	5.04(1.65)
まわりの人が精神的に支えてくれる	.56	−.26	−.23	.19	.35	3.53(1.49)
まわりの人と距離を置いてつきあう	.56	.05	.26	−.12	.56	4.83(1.64)
ひきこもる	.52	.13	.24	.04	.57	3.91(1.83)
まわりの人から偏見や差別を受けることがない	.47	.13	.06	.00	.33	5.57(1.50)
まわりの人の目が気になる	.46	.02	.25	−.15	.41	5.46(1.62)
II　身体的脆弱性 （α = .80）						
病気にかかりやすくなる	.12	.74	−.20	−.12	.58	5.56(1.75)
身体がだるくなる	−.08	.69	.05	.14	.45	5.19(1.52)
病気が治りにくくなる	−.01	.66	−.13	−.17	.46	5.43(1.47)
お金がかかる	−.08	.61	−.01	.04	.33	5.98(1.13)
熱が出る	.05	.55	−.01	−.10	.35	3.84(1.77)
身体に痛みが走る	−.28	.54	.11	.07	.27	4.28(1.59)
気持が不安定になる	.01	.46	.23	.17	.34	5.98(1.16)
頻繁に通院しなくてもよい	.08	.44	−.15	−.10	.20	5.16(1.41)
まわりの人に迷惑をかけてしまう	.00	.41	.10	.09	.20	5.79(1.49)
iii　親密性 （α = .82）						
恋人が出来なくなる	−.20	−.11	.87	.01	.54	4.44(1.94)
結婚が出来なくなる	−.02	−.08	.86	−.07	.68	4.66(1.81)
まわりの人と気まずくなる	.23	.08	.58	.08	.61	4.77(1.55)
まわりの人が自分と距離を置く	.31	−.06	.55	−.01	.56	4.94(1.48)
性行為が出来なくなる	−.03	.05	.47	−.10	.23	5.41(1.81)
iv　生活態度変容 （α = .76）						
出来るだけ楽しい生活を送ろうとする	−.11	−.03	.03	.88	.76	5.49(1.41)
悔いの残らないような生活を送ろうとする	.03	.01	−.25	.61	.42	5.39(1.71)
出来るだけ自分がしたいことをする	−.19	−.06	.01	.58	.34	5.12(1.60)
出来るだけ前向きに生きていく	.21	.22	−.04	.51	.38	4.96(1.63)
積極的に病気と闘う	.24	−.09	.18	.48	.44	5.41(1.53)
自分自身の事をきちんと理解しようと努力する	.08	−.01	−.01	.42	.20	5.69(1.33)
固有値	6.18	3.48	1.73	1.04		
寄与率	20.59	11.61	5.77	3.45		
累積寄与率	20.59	32.20	37.96	41.41		

因子間相関	II	III	IV
I	.32	.59	−.27
II		.37	.21
III			.02

注：1) 主因子法（プロマックス回転後），2) N=112（男27名，女85名）

（研究3）で用いるHIVSIS（β版）の決定方法である。

第3章　β版からHIVSISの確立へ【研究3】

はじめに

　第2章では，第1章のHIV感染想定時の自己イメージの意味構造に関する結果に基づいて，予防的な介入プログラムの計画と実施，及び効果測定と評価に役立つ実用的な尺度として，「HIV自己イメージ尺度」の試作版（β版）を開発した。第2章における調査の結果，HIV自己イメージ尺度は4因子から構成される尺度である可能性が示された。第1因子は「社会的隔絶」，第2因子は「身体的脆弱性」，第3因子は「親密性」，第4因子は「生活態度変容」であった。第3章では，HIV自己イメージ尺度を簡便性及び実用性を備えた尺度として確立させることが目的である。

3-1　目　的

　「HIV自己イメージ尺度（β版）」の因子構造を出来る限り損なわずに尺度の項目数を減らすことによって，「HIV自己イメージ尺度」を確立させる。

3-2　方　法

i　調査参加者と手続き

　調査は，2009年（平成21年）6月から同年7月，関東地方の四年制公・私立大学6校に在籍する大学生1234名を対象に実施した。配布は，各大学の一般教養科目あるいは心理学関連科目の履修者に配布した。内訳は，私立C大学（研究2とは別の対象者）229名，私立D大学420名，私立E大学219名，私立F大学163名，私立G大学95名，公立H大学108名であった。第2章（研究2）と同じ手続きによって，476部を回収した（回収率35％）。未記入や回答に極端に偏りがあるものを除いた435名（男130名，女284名，不明21名）を分析

の対象とした（有効回答率91.3％）。平均年齢は19.23歳（標準偏差1.44）であった。

ii 倫理的配慮

調査内容が人の生死に関わる問題なので，調査参加者の心理的負担を出来る限り軽減するために次のことを行った。質問紙及びその他の書類は全て1つの封筒に収めることで，参加者が不本意に人の生死に関わる情報に接触することを避けた。封筒を配布する前，調査者は，参加者に対して調査はHIV/AIDSに関わる内容であること，封筒の受取は任意であり拒否しても不利益にならないことを説明した。そして，封筒の配布後，同封の質問紙とは別の紙面を用いて，次の4つの事項を説明した。第1に質問紙記入は任意であって，記入を拒否しても不利益とならないこと，第2に個人は特定しないこと，第3に研究以外の目的には使用しないこと，第4に記入後の質問紙は同封の封筒に入れ，両面テープで閉じた上で，1週間後に回収箱に投函するよう説明した。さらに，1週間後の回収時，エイズ相談を受けられる近隣の機関の案内文と知識普及啓発を目的とした冊子を全ての受講生が出入りをする教室出口に留置した。

iii 質問紙
① HIV自己イメージ尺度

第2章（研究2）で作成された尺度。30項目7件法で構成される。因子は，「社会的隔絶（10項目）」，「身体的脆弱性（9項目）」，「親密性（5項目）」，「生活態度変容（6項目）」の4つの因子で構成される。信頼性係数は，「社会的隔絶」因子で.83，身体的脆弱性で.80，親密性で.82，生活態度変容で.76であった。

②その他

HIV/AIDSについての社会的なイメージを把握するために，Green（1995）

を参考にして「一般に，人は，ヒト免疫不全ウィルス（HIV）や後天性免疫不全症候群（AIDS）に対して，どのように感じ，どのような反応を示すと思いますか。下線部に出来るだけ詳しく書いてください。」と教示し，自由記述式の回答を別紙で収集したが，本書の分析対象でないため論じない。

3-3 結果と考察

i HIV感染想定時の自己イメージの構造と信頼性の検討

30項目の平均値と標準偏差を算出して天井効果を確認した。結果，3項目を除外した。次に，主因子法プロマックス回転による因子分析を行った。固有値の減衰（6.68, 3.27, 1.71, 1.64, 1.29……）から，4因子構造が妥当であると判断した。各因子での質問項目を確認すると，HIVSIS β版の下位4因子を構成していた項目で因子を構成していた。回転後の4因子で，27項目の全分散を説明する割合は42.63％であった。再度，主因子法でプロマックス回転による因子分析を行い，次の3つの基準にあてはまる項目を削除した。第1に項目の因子負荷量が.50未満の項目，第2に2つの因子にまたがって因子負荷量が.30以上を示した項目，第3に共通性が.20以下の項目である。合計12項目が除外の対象となった。残った15項目に対して，再び因子分析（主因子法・プロマックス回転）を行った（Table 5）。回転後の4因子で，15項目の全分散を説明する割合は，53.46％であった。

第1因子（5項目）は，「ひきこもる」「大学から遠のく」といった感染後に社会との接触を避けようとする自己を想像していることから，「社会的隔絶」と命名した。第2因子（4項目）は「病気にかかりやすくなる」「病気が治りにくくなる」といった感染後に身体が脆弱になる自己を想像していることから，「身体的脆弱性」と命名した。第3因子（3項目）は，「出来る限り楽しい生活を送ろうとする」「出来るだけ自分がしたいことをする」といった，制限されるという生活に陥りながらも，そのなかで前向きに生きていこうとする自己を想像していることから，「生活態度変容」と命名した。第4

Table 5 HIV 自己イメージ尺度（HIVSIS）の因子分析結果[1),2),3)]

項目名	I	II	III	IV	h^2	Av.(SD)
I 社会的隔絶（$\alpha=.81$）						
ひきこもる	**.87**	.03	−.03	−.12	.68	3.89(1.74)
大学から遠のく	**.75**	−.09	.05	−.05	.47	3.85(1.73)
まわりの人の目が気になる	**.58**	.02	.07	.10	.41	5.32(1.60)
まわりの人と距離を置いて付き合う	**.55**	.03	−.04	.03	.35	4.63(1.48)
まわりの人と気まずくなる	**.54**	.12	−.05	.20	.53	4.86(1.50)
II 身体的脆弱性（$\alpha=.78$）						
病気にかかりやすくなる	−.15	**.88**	−.06	−.01	.69	4.90(1.54)
病気が治りにくくなる	−.08	**.63**	−.01	.20	.48	4.92(1.43)
身体に痛みが走る	.15	**.64**	−.02	−.08	.47	4.14(1.48)
熱が出る	.21	**.54**	.12	−.11	.38	4.21(1.44)
III 生活態度変容（$\alpha=.83$）						
出来るだけ楽しい生活を送ろうとする	−.10	.07	**.88**	−.01	.83	5.46(1.41)
出来るだけ自分がしたいことをする	.07	−.02	**.79**	.00	.60	5.38(1.33)
悔いの残らないような生活を送ろうとする	.04	−.05	**.72**	.06	.51	5.50(1.47)
IV 親密性（$\alpha=.76$）						
結婚が出来なくなる	.04	−.04	−.01	**.84**	.72	4.74(1.71)
恋人が出来なくなる	.09	−.03	−.02	**.75**	.62	4.82(1.66)
性行為が出来なくなる	.10	.05	.08	**.57**	.29	5.69(1.42)
固有値	3.91	1.98	1.17	.96		
寄与率	26.08	13.20	7.78	6.40		
累積寄与率	26.08	39.28	47.06	53.46		

因子間相関	II	III	IV
I	.42	−.16	.50
II		.03	.35
III			−.13

注：1）主因子法（プロマックス回転後），2）$N=435$（男130名，女284名，不明21名），3）尺度全体の信頼性係数は，$\alpha=.79$

因子（3項目）は，「結婚が出来なくなる」，「恋人が出来なくなる」といった親密な他者との関係の喪失を予期していることから，「親密性」と命名した。因子間の関連について検証した。生活態度変容因子は，身体的脆弱性因子と

の間では関連はほとんどなく，他の2因子とも，−.13，−.16の値と弱かった。その他の因子間は，.35から.50の値であった。

尺度の信頼性を検証するために，クロンバックのα係数を算出した。その結果，社会的隔絶因子は.81，身体的脆弱性因子は.78，生活態度変容因子は.83，親密性因子は.76であった。また尺度全体でのα係数は，.79であった。以上から十分な信頼性が得られたと言える。

最終的に，HIVSISは，30項目のβ版から15項目削除されて，15項目の尺度が完成した。各因子の下位項目の平均値は，社会的隔絶因子は4.51点（標準偏差1.22），身体的脆弱性因子は4.54点（標準偏差1.13），生活態度変容因子は5.44点（標準偏差1.21），親密性因子は5.08点（標準偏差1.31）であった。

ii 確認的因子分析による因子構造の検討

尺度として確立するために，モデルの適合性を調べた。すなわち，HIVSISに対して得られたデータを用いて，確認的因子分析を行った。結果，GFI＝.92，AGFI＝.88，RMSEA＝.08であった。AGFIは.90を下回っており説明力が弱い。しかし，GFI及びRMSEAの値は，本モデルを許容範囲であった。このことから，仮定されたモデルは，データに適合したモデルであると考えられた。

iii HIVSISの下位因子における男女差

HIVSISの4因子の得点の性差を検証した。検定の結果，生活態度変容因子にのみ，男女の得点に有意な差が認められた（$t(412)=2.76, p<.01$）。男性より女性の方が，HIV感染想定時に生きることに前向きにとらえようとする傾向が強かった。その他の因子においては有意な差は認められなかった（Table 6）。

Table 6 HIVSIS 下位因子の得点における性差

因子名	男性	女性	t 検定	
社会的隔絶	4.46(1.26)	4.54(1.17)	$t(412)=$	-65, n.s.
身体的脆弱性	4.59(1.21)	4.51(1.11)	$t(412)=$	.64, n.s.
生活態度変容	5.20(1.35)	5.56(1.13)	$t(412)=$	-2.76, **
親密性	5.09(1.36)	5.09(1.30)	$t(412)=$	$-.02$, n.s.

注) 各因子で項目の得点を加算し，項目数で除した平均点（標準偏差）を用いた。　　**$p<.01$

第4章　HIVSIS の妥当性の検討【研究4】

はじめに

　第3章では，第2章の「HIV 自己イメージ尺度」のβ版に対して，尺度の確立と簡便化を目的とした質問紙調査を行った。その結果，β版30項目は，15項目4因子となった。そして，尺度全体での内的整合性は高く，かつ4つの下位尺度の内的整合性も高く，ある程度独立していることを示した。第4章では，HIVSIS と既存の類似した概念との関係性について調べ，尺度としての妥当性を検証する。

4-1　目　的

　HIV 自己イメージ尺度（HIVSIS）の併存的妥当性を検証する。具体的には，一般性セルフ・エフィカシー（坂野・東篠, 1986），知覚されたソーシャル・サポート（久田・千田・箕口, 1989），HIV 感染/AIDS に関する知識（Carey & Schroder, 2002），コミュニティ・スティグマ認知（Visser, Kershaw, & Makin et al., 2008）との相関係数を用いる。さらに，本尺度は，エイズ相談利用の規定要因としての位置付けていることから，エイズ相談意図との関連を検証する。

仮　説

　一般性セルフ・エフィカシーとの間では，セルフ・エフィカシーが高い者ほど，「出来る限り楽しい生活を送ろうとする」，「出来るだけ自分がしたいことをする」といった項目で測定される生活態度変容因子の得点が高いと予測される。

　知覚されたソーシャル・サポートへの期待との間では，ソーシャル・サポ

ート尺度の得点が高い人ほど，社会的隔絶因子，親密性因子の得点が低くなると予測する。久田・千田・箕口 (1989) は，ソーシャル・サポートを「普段から自分を取り巻く重要な他者に愛され，大切にされており，もし何か問題が起こっても援助してもらえる，という期待の強さ」と定義されている。したがって，この期待が強い者ほど，HIVに感染しても，サポート資源からの援助をしてもらえる，と想像すると考えられるからである。

HIV/AIDSに関する知識との間では，HAART (Highly Active Anti-Retroviral Therapy) が開発されて，HIV感染症が慢性疾患扱いとなった今日，適切な治療下にあれば，免疫機能を維持コントロールすることで長期療養が可能となった。このため，知識が詳しい人ほど，HIV感染想定時，身体は脆弱にならないと予測すると考えられる。したがって，知識に関する得点が高いほど，身体的脆弱性因子の得点は低くなると予測される。

コミュニティ・スティグマ認知との間では，その認知が強い人ほど，社会的隔絶や親密な対人関係の喪失を想像すると考えられる。以上から，コミュニティ・スティグマ認知尺度の両因子の得点が高い人ほど，社会的隔絶因子，親密性因子の得点が高いと予測される。

4-2 方　法

i　調査参加者と手続き

2009年 (平成21) 12月から2010 (平成22) 年1月に，関東，中部，近畿地方の四年制公・私立大学生を質問紙対象に行った。本調査では，調査者の知人・友人が研究協力者となった。すなわち，これらの研究協力者は，自身の友人や知人の大学生に，サークルや課外活動等の時間を利用して，質問紙を収めた封筒を配布した。配布数は198部であった。調査票を受けとった者は，あらかじめ切手が貼付された封筒を用いて，著者の所属機関における共同研究室に返送した。結果，89部が回収された (回収率45％)。記入漏れ等を除く，84名 (男性26名，女性58名) を分析対象とした。平均年齢は21.29歳 (標準偏差

1.07）であった。

ii 倫理的配慮

　研究協力者は調査参加者に，紙面を用いて，調査協力は任意であって匿名での回答であることを説明した。さらに，回答終了後に開封する書類があることを説明した。回答後に開封する封筒には，疾患に関する知識の説明や，検査を受けられる機関の名称と連絡先が掲載された書類が収めてあった。さらに，質問紙の送付締切日（2010（平成22）年1月末日）を過ぎた直後に，研究協力者を通じて，調査参加者に調査概略及びHIV/AIDSに関する情報提供冊子を配布した。

iii 質問紙の構成

① HIV自己イメージ尺度

　15項目，7件法。2回の予備調査を経て尺度が作成され，「社会的隔絶（5項目）」，「身体的脆弱性（4項目）」，「親密性（3項目）」，「生活態度変容（3項目）」の4因子構造であった。4つの下位尺度の内的整合性は，順に α = .81, .78, .83, .76であった。

②一般性セルフ・エフィカシー尺度（坂野・東篠，1986）

　16項目からなる質問紙。「ある結果を生み出すために必要な行動をどの程度うまく行うことができるかという感覚」を測定するものである。「Yes」（1点），「No」（0点）で回答を求め，得点が高いほど一般性セルフ・エフィカシーの程度は高い。本尺度は信頼性と妥当性が検証されている（坂野・東篠，1986；嶋田・浅井・坂野ほか，1994）。本研究での内的整合性は，α = .75であった。

③知覚されたソーシャル・サポート尺度（久田・千田・箕口，1989）

　17項目，4件法。「普段から自分を取り巻く重要な他者に愛され，大切にされており，もし何か問題が起こっても援助をしてもらえる，という期待の

強さ」を測定するものである。サポート資源の設定は,「知人・友人」からのサポート期待の量を測定した。教示文は,久田ら (1989) と同様に行い,1.「絶対ちがう」,2.「たぶん違う」,3.「たぶんそうだ」,4.「きっとそうだ」の4件法で尋ねた。本研究での内的整合性は,$\alpha = .92$であった。

④ HIV/AIDS に関する知識の質問票

HIV の感染経路や予防方法についての知識を尋ねる質問項目である。Carey & Schroder (2002) の HIV-KQ18を日本語に翻訳した(なお,日本語版としての翻訳および出版物としての公開に関する許諾を原著者から得た)。はじめに,10年以上,英語を公用語とする国に滞在した者が,HIV-KQ18の項目原文を和訳した。日本語表現としての適切性について研究協力者6名(大学教員2名,博士後期課程の大学院生3名,修士課程修了の研究生1名)で検討してもらい,日本になじまないと考えられた1項目を削除した。最後に,医師2名(HIV/AIDS の治療を専門とする医師1名,HIV 陽性者の診療に携わったことのある精神科医師1名)が,項目表現の医学的な適切性を検証し,1項目を削除した。以上の検討を経て全16項目から構成される HIV/AIDS に関する知識の質問票が作成された。質問紙の教示文は,「次の記述文について,記載された内容が正しいと思えば「1」,誤っていると思えば「2」,わからないと思えば「3」に○をつけてください」である。それぞれの質問項目に対して,1.「正しい」,2.「間違っている」,3.「わからない」の選択肢による回答を求めた。正答の数が多い人ほど,HIV/AIDS に対して高い知識を示す。本調査では,3.「わからない」と回答した項目は誤答とした。正答数を算出したところ,16項目の平均点は11.02点であり,標準偏差は2.76点であった。

⑤ コミュニティ・スティグマ認知尺度 (Visser, Kershaw, & Makin et al., 2008)

Visser et al (2008) が HIV 陽性者を含んだ成人の男女を対象とした質問紙調査の結果から作成した尺度である。「人は,HIV に感染するのは悪い行い

をしたことによる罰であると考える」「人は，もしHIVに感染したのなら，それはその人の自己責任であると感じる」といった項目から構成される非難・判断因子（Blame & Judgement），そして，「人はHIVに感染している人が隣に住むことを嫌がるだろう」，「雇用者（雇い主）は，HIVを持っている人を雇おうとしないだろう」といった項目から構成される社会的距離因子（Social Distance）の2因子から構成される。Visser et al (2008) の地域住民を対象とした質問紙調査によって，内的整合性の値は，非難・判断因子が.80，社会的距離因子が.79，尺度全体が.87と十分な信頼性が示され，さらに，HIVが陽性である知人の存在やHIV/AIDSに関する知識が高いことで両因子の得点が高いことが見られ妥当性が確認されている。

　コミュニティ・スティグマ認知尺度日本版の作成に際しては，原著者の許諾を得て行った。翻訳に際しては，まず10年以上，英語を公用語とする国に在住した者が，Visser et al の作成したPerceived Community Stigma Scaleの原版12項目の下訳を作成した。さらに，研究協力者6名（大学教員2名，博士後期課程の大学院生3名，修士課程修了の研究生1名）により，作成された項目の内容が，原版と内容が等しいか否か，日本語表現として適切かどうか，Visserらのコミュニティ・スティグマ認知の概念定義に沿ったものであるかどうか，を確認した後，日常的にHIV陽性者と関わっている専門家3人（専門医1人，臨床心理士1人，精神科医師1人）が，質問内容の適切さについて検討し，すべての項目に賛同した。

　なお，これらの手続きを経た後，英語を母語としている者が，項目を全てに日本語から英語に翻訳してもらい，原文との表現が異なっていないことを確認した。

　質問紙の教示文は，「一般に人は，ヒト免疫不全ウィルス（HIV）や後天性免疫不全症候群（AIDS）に対して，どのように感じ，どのような反応を示すと思いますか。各項目についてあなたの意見にあてはまるものを一つだけ選んで○をつけてください」である。それぞれの質問項目に対して，1．

「全くそう思わない」，2．「どちらかといえばそう思わない」，3．「どちらかといえばそう思う」，4．「非常にそう思う」の4件法で回答させた。

得られたデータに対して，因子分析（主因子法プロマックス回転）を施行した。非難・判断因子を測定する項目のうち，「人はHIVに感染している人のことをあまり気にかけない」は，他の項目と比べて全く異なったものを測定している可能性が示唆されたため（共通性（初期値）．17），この項目を除外して再度因子分析を施行した。固有値の減衰（4.22, 2.42, .87……）から，非難・判断因子と社会的距離因子の2因子構造が妥当であると判断した。この結果と原版の尺度項目と比較したところ，除外した項目を除いて全て同じ項目から因子が構成されていた。本研究での内的整合性の値は，非難・判断因子で，$\alpha = .79$，社会的距離因子で，$\alpha = .88$であった。

⑥エイズ相談意図

Apanovitch et al（2003），Prochaska, DiClemente, & Norcross（1992）を参考として作成した。

エイズ相談利用に対する意図を尋ねる2項目である。まず，利用意図を尋ねる項目として，「あなたは，この一年以内に，地域の保健所（保健センター）や医療機関で，HIV感染／エイズに関する相談をしたり，検査を受けたりしようと，どの程度考えていますか？　1を「しない」，5を「する」としたときに，当てはまる数字に一つだけ○をつけてください。」と尋ねた。そして，1．「しない」，2．「おそらくしない」，3．「わからない」，4．「おそらくする」，5．「する」の5件法で回答させた。次に相談時期を尋ねる項目として，「前の設問で，2から5までの数字を選択された方にお尋ねします。いつ頃しようと考えていますか？　あてはまる数字に一つだけ○をつけてください。」を尋ねた。そして，1．「来週中」，2．「一ヵ月以内」，3．「半年以内」，4．「一年以内」の4つの選択肢から回答させた。利用意図を尋ねる項目で，1．「しない」を選択した者は，相談時期を尋ねる項目において自動的に5．「しない」と評定した。意図得点の算出においては，

2問目の得点を逆転項目とした上で1問目の得点と合算し，項目数で割った平均点を用いた。

なお，Apanovitch et al (2003) の調査において，上記の手続きにより得られた2項目の相関係数は，$r = .76$ と非常に高い値が得られている。本研究での相関係数は，$r = .84$ であり，エイズ相談意図得点の平均値は，男性が1.5点（標準偏差.73），女性が1.8点（標準偏差.77）であった。

4-3 結果と考察

HIVSIS の各因子と各尺度の得点の相関係数を求めたものが Table 7 である。分析には，各因子項目の合計得点の平均値を用いた。

一般性セルフ・エフィカシーとの間では，生活態度変容因子（$r = .28, p < .01$）との間に有意な弱い相関が見られ，予測と一致していた。

知覚されたソーシャル・サポートとの間では，社会的隔絶因子（$r = -.25, p < .05$），生活態度変容因子（$r = .26, p < .01$）との間に有意な相関があり，予測とほぼ一致していた。しかし，親密性因子との間では相関が弱く（$r = -.09, n.s.$）予測と反していた。予測に反した結果が得られた理由は，ソーシャル・サポート尺度は知人・友人からのサポート期待

Table 7　HIV 自己イメージ尺度（HIVSIS）における下位因子と基準変数との関連

下位因子名	項目数	尺度得点 平均値	尺度得点 標準偏差	スティグマ認知 非離・判断	スティグマ認知 社会的距離	ソーシャルサポート	HIV感染/AIDSに関する知識	セルフエフィカシー	エイズ相談意思
社会的隔絶	5	4.45	1.08	.25**	.53***	−.25*	.04	−.14	−.14
身体的脆弱性	4	4.79	1.28	.24*	.19*	−.03	.20*	−.15	.10
生活態度変容	3	5.80	1.03	−.06	.13*	.26**	.13	.28**	.17
親密性	3	5.56	1.24	.18	.34**	−.09	.14	−.08	.02

$N = 84$（男28名，女56名）　　$*p < .05, **p < .01, ***p < .001$

を測定しているが，HIVSISの親密性因子は，恋人・配偶者との関係について測定しているために，サポート提供者の相違によって生じたと考えられる。

　HIV/AIDSに関する知識の質問票との関連は，身体的脆弱性因子（$r = .20$, $p < .05$）との間に有意な弱い相関があり予測と反していた。本研究での予測は，HIV/AIDSに関する知識が適切な人ほど，感染後の身体を脆弱に捉えないというものであった。予測に反した結果が得られた理由として，ここで訪ねたHIV/AIDSに関する知識は「成人がHIVに感染することを食い止めるワクチンがある（誤った知識）」「女性は生理中に性行為を行えばHIVに感染しない（誤った知識）」といった感染予防に関わる知識によって構成されているために生じた可能性がある。高本・深田（2008）は，大学生を対象とした質問紙調査の報告で，HIVに感染することへの深刻さを強く認知している人ほどHIV/AIDSに対する知識が高いことを報告している。つまり，HIVに感染することで，身体が脆弱となり，深刻な事態に陥ると認識している人ほど，感染を防ぐための知識が高かった可能性がある。

　コミュニティ・スティグマ認知尺度においては，非難・判断因子（社会的隔絶因子：$r = .25$, $p < .05$；身体的脆弱性因子：$r = .24$, $p < .05$），社会的距離因子（社会的隔絶因子：$r = .53$, $p < .01$；親密性因子：$r = .34$, $p < .01$）との間に有意な相関が見られ，予測とほぼ一致していた。このような結果が得られた背景としては，身体的に脆弱なことが社会的に望ましくないと認識しているからこそ処罰性を強く見積もった可能性がある。

　最後に，エイズ相談意図との関連について，HIVSISの下位尺度との相関係数を算出したところ有意な相関は見られなかった。本研究で尋ねたエイズ相談意図は，エイズ相談の利用に対する現在の意図を尋ねている。結果は，男性が1.5点（標準偏差.73），女性が1.8点（標準偏差.77）と極めて低かった。なぜ，エイズ相談に対する利用意図は低いのだろうか。

　第1にエイズ相談の利用方法や場所等に対する認識不足が挙げられる。第2にHIV感染に対する生起確率認知の低さが考えられる。第3にHIV感染

が性感染症であるがゆえ，検査を受検することは，自身の性行動を他者にさらけ出すことである。そこで，検査を受検しようとしない理由として，エイズ相談をすることが恥ずかしい，保健所に入りづらいといった抵抗感が高い可能性がある。今後，こうした視点を加味して検討していきたい。

第4章（研究4）の結果をまとめると，HIVSISの下位4因子の併存的妥当性は，「社会的隔絶」因子が，コミュニティ・スティグマ認知尺度の「非難・判断」因子，「社会的距離」因子との間で正の相関，知覚されたソーシャル・サポートとの間で負の相関がみられた。

「身体的脆弱性」因子は，HIV/AIDSに関する知識及びコミュニティ・スティグマ認知尺度の「非難・判断」因子との間で正の相関がみられた。「生活態度変容」因子は，知覚されたソーシャル・サポート及び一般性セルフ・エフィカシーとの間で正の相関がみられた。「親密性」因子は，知覚スティグマ尺度の「社会的距離」因子との間で正の相関がみられた。

以上の通り，おおむね予測通りの相関がみられたが，一部異なった相関がみられたことは今後の課題である。

また，コミュニティ・スティグマ認知尺度日本語版の課題について述べる。この尺度は，アフリカで作成されたものである。Parker & Aggleton（2003）は，スティグマ認知は，文化的な影響を受けやすいことを指摘している。今後，本尺度を用いて検証を進めていくためには，Visser *et al*（2008）の原版と類似した調査対象に回答を求め，解析を進めることで異文化間妥当性についても検証する必要があるだろう。なお，本章での検討によって原版と同じ因子構造が確認され，因子的妥当性は確認された。また，日本語版の作成過程で，英語を母語とするもののバックトランスレーション手続きを経ており，項目表現としての適切性は有していると考えられる。

また，HIVSISの妥当性についての課題として，本研究では，エイズ相談意図との相関はみられなかったことにある。すなわち，HIVSISの予測力の問題である。それが本研究で測定したエイズ相談意図尺度の平均点が低いこ

とから生じた問題（床効果）であって，実際には，関係があるのか，という点についてはより詳細な検証が必要である。

　最後に，本尺度は，人がHIV感染想定時に抱く，心理社会的な様々な側面に関する変容に関するイメージを包括的に測定できる尺度として有益と考えられる。とりわけ，尺度全体での内的整合性も高く，かつ4つの下位尺度（因子）の内的整合性も高いこと，さらには，他の類似した概念との相関係数から，ある程度独立した尺度であることを示した点で意義があると言えよう。

第5章　HIVSIS作成における総合的考察

はじめに

第1章から第4章までは，HIV感染症の意味（認知）構造を明らかにするために検証してきた。そして，そして，「HIV自己イメージ尺度」を開発した。本章では，この新しい尺度の利用可能性を言及する。

5-1　HIV自己イメージ尺度の開発

第2章の目的は，HIV感染想定時の自己イメージを測定できる尺度（HIV自己イメージ尺度：HIV Self-Image Scale，以下HIVSISと略記する）を作成し，その信頼性と妥当性を検証することであった。第1章の成果を踏まえて，HIV感染想定時の自己イメージを「HIV感染想定時に，感染判明後の自己が置かれる状況や周囲から受けるであろう影響を，感染判明前に予期したイメージ」と定義し，HIVSISを作成した。因子分析の結果，HIVSISは，社会的隔絶，身体的脆弱性，生活態度変容，親密性，の4つの下位尺度から構成されていた。そしてHIVSISの併存的妥当性を検証するために，一般性セルフ・エフィカシー，知覚されたソーシャル・サポート，HIV/AIDSに関する知識，コミュニティ・スティグマ認知との関連を検討した。その結果，各尺度との間には，弱いもしくは中程度の相関があった。これらのことから，HIVSISは信頼性と，ある程度の内容的妥当性，併存的妥当性が確認されたと判断できる。

また，簡便性及び実用性のある尺度の開発を目的として行った第3章（研究3）では，第2章（研究2）とは異なり，単一の大学機関でなく複数の大学で実施した。このため第3章（研究3）の調査に参加した大学生は，第2章（研究2）と比べて，より多様な心理的・社会的背景を有していたと考え

られる。この点は，今後，本尺度を使用して予防的介入プログラムを開発する際に，有益となると考えられる。なぜならば，予防的介入の対象となる集団または個人におけるHIVSISの得点と，第3章（研究3）でのデータを比較することは，プログラムの内容を決定する過程に寄与すると考えられるからである。

5-2 尺度の利用可能性

HIVSISは，以下の3点の特徴から，HIV/AIDSの予防的な介入において有用である。

第1に，学生がHIVSISに回答することで，HIVの感染の可能性に実感をもって捉えるきっかけとなる。HIVSISは，HIVに感染することで，自己の諸側面がどのように変容するのかを予測しているのかを明確にする。普段，自分がHIVに感染することを想定することに乏しい学生にとって，HIVへの感染を自分のこととして捉えるきっかけとなる。それは，HIVに対して防衛的な動機を形成することが，エイズ相談の利用や，コンドームの使用といった健康行動の生起に必要と考えられるからである。

第2に，HIV/AIDSに対する反応を吟味することにより，予防的介入の内容を精緻化（テーラーメイド）できる。研究2の結果に基づけば，社会的隔絶因子において極端に否定的に捉えている者には，知人・友人からのサポート期待を上昇させるような心理教育的介入や，その他の因子についても，HIV/AIDSに関する知識の獲得やコミュニティ・スティグマ認知の低減を促すために計画された各種メディアへの接触を促すことによって，その変容が期待できる。

第3に，実施が簡便で，信頼性の高いデータを収集できる。日本での学生を対象とした予防的な介入においては，大学構内での検査イベントや学園祭等（徳久・木村・松竹・山田，2009；郭・岡・大平・柿沼ほか，2009）で実施されることが多い。本尺度は，項目数が15項目と比較的少なく，こうした場所で

も僅かな時間で実施可能である。質問内容に対して回答が容易で侵襲性が少ないので，項目数の多さや社会的望ましさによって生じる回答の偏向を防ぎ，信頼あるデータを収集できると考えられる。以上のように，予防的介入を計画・実施していくうえで，導入方法や介入内容の決定にHIVSISが大きく寄与できると考えられる。

5-3 今後の課題

今後の課題としては，第1に尺度の予測力の問題である。研究4では現在のエイズ相談の利用意図を尋ねたが尺度との相関係数は低かった。対象者のエイズ相談意図得点の低さがフロア効果を生み，実際の相関係数を低下させた可能性がある。また，人の援助要請を扱った研究において，男性より女性の方が，心理的問題の援助要請が高いことが報告されている（水野・石隈, 1999）。今後エイズ相談意図を尋ねる際には，測定方法の工夫とともに性差の検討を行う必要があるだろう。第2に対象者の問題である。本研究では大学生を対象としたが，HIVの感染拡大及びエイズ相談の利用が喫緊の課題となっている年齢層の全てを対象としたわけではない。今後，大学生以外の年齢層を対象に研究を行う必要があるだろう。第3にHIVSISが仮想的感染事態を想像させている点である。第4章（研究4）の調査参加者のエイズ相談意図の得点が低かったように，多くの大学生はHIV感染を疑うという状況を想定しづらかった可能性がある。今後，実際のエイズ相談の利用者を対象とした調査を行い，本研究結果と比較を行う必要がある。第4に，調査方法の問題である。本論文で扱った研究課題は，調査内容が人の生死に関わる問題なので調査参加者の心理的負担を出来る限り軽減する必要があった。このため回収ボックスや郵送での回収方法を採用した。結果として，回収率は35％から57％であり高いとは言えず，標本抽出に偏りが生じている可能性は否めない。結果の解釈においては限定的にとらえなければならないだろう。今後，こうした研究課題を実施する際の方法論を検討し，より工夫していく

必要がある。

　こうした課題を経た後に，先行研究でエイズ相談意図との関連が指摘されてきた変数との比較を行うことは興味深い。つまり，感染の生起確率認知（木村，1996），健康行動に対する自己効力感（木村，1996），エイズ教育を受けた経験（高本・深田，2008），検査受検前の感染リスクの高い性行動（Bond et al., 2005）といった他の要因と比較する調査を行い，エイズ相談意図の決定要因を明らかにする必要がある。その上で，エイズ相談の利用を促進するような予防的介入を開発，実践，評価をしていくことが望ましい。

第6章　健康信念モデルに基づく諸要因と
　　　エイズ相談意図との関連【研究5】

はじめに

健康信念モデルに基づいた諸要因とエイズ相談意図との関連を検証する。

第1章, 第2章では, HIV自己イメージ尺度 (HIVSIS) を開発した。人がHIVに感染することを想定した際, 自身にどのような変化が生じるかを予期することを「HIV感染想定時の自己イメージ」と定義し, 概念的検討を行った (第1章)。そして, HIVSISを構成して因子分析を行ったところ, 「社会的隔絶」,「身体的脆弱性」,「生活態度変容」,「親密性」の4因子を見出した。そして, 既存の概念との類似点・相違点を検討した (第2章から第5章)。この結果を踏まえて, 第6章は, 次の3つの観点から論じる。

第1に, 青年期の者が,「HIV感染想定時の自己イメージ」, すなわちHIVに感染することによる自己の様々な側面での変容の予期を, どれほど「重大」な事態と捉えているかについて検討する。

第2に,「HIV感染想定時の自己イメージ（重大性認知）」と「HIV感染への生起確率認知（罹患性認知）」の乗数である「HIV感染症の信念」の測定を試みる。

第3に,「HIV感染症の信念」と, エイズ相談実行への「利益性認知」と「障がい性認知」とエイズ相談意図との関連を検討する。そして, この結果をもとに, 健康信念モデルに基づいたエイズ相談の利用促進のために必要となる教育的介入について考察する

6-1　目　的

具体的には, 次の2点を検討する。

第1に，健康信念モデルに基づいて，「HIV感染症の信念」の一つである「重大性認知」を測定するために，「HIVに感染することに対する恐怖感情」と「HIVSIS」との関連を検討し，HIVSISのどの要素が「重大性」の測定に適切かを検証する（研究5-1）。

第2に，「HIV感染想定時の自己イメージ（重大性認知）」と「HIV感染への生起確率認知（「罹患性認知」）の2つの変数の乗数（「HIV感染症の信念」）の測定を試みる。そして，エイズ相談実行への利益性認知と障がい性認知（「利益性認知一障がい性認知」）を加えて，エイズ相談意図との関連を相関分析によって検討する（研究5-2）。

なお，援助要請研究では，一般的に，女性が男性よりも多く援助要請行動をとりやすいと報告されており（水野・石隈，1999），性差によって，援助要請行動のメカニズムが異なる可能性がある。そのため，エイズ相談意図と各変数間との関連を検討する際には，男女を分けて行うことが望ましいと考えられる。そこで，本研究では，性別に分けて分析を行った。

仮　説

1）HIV自己イメージ尺度が測定する各側面の変容は，個人にとって極めて重大で深刻と考えられる。したがって，HIV自己イメージ尺度の4因子の得点が高い人ほど，HIV感染することへの恐怖感情が強い（正の相関）。
2）「重大性認知」と「罹患性認知」の乗数である「HIV感染症の信念」の得点が高い人ほど，「エイズ相談意図」の得点が高い（正の相関）。
3）エイズ相談実行への「利益性認知」が「障がい性認知」を上回っているほど，「エイズ相談意図」が強い（正の相関）。
4）性行動において，HIV感染の可能性がある行動をとっているものほど，エイズ相談実行への「障がい性認知」を強く見積もる（正の関連）。
5）「HIV感染症の信念」を否定的に見積もっている人ほど，コンドーム

の使用頻度やコンドーム使用意図，HIV/AIDS に関する知識が高い（正の相関）。

6-2　方　法

i　調査対象者

対象者は，230名（男性72名，女性158名），平均年齢19.72歳（$SD = 2.91$）であった。学年の内訳は，1年生138名，2年生21名，3年生61名，4年生9名，不明1名であった。

ii　調査手続き

調査は，2012（平成24）年5月から10月に，関東及び関西地方の8つの四年制私立大学，三年制専門学校で行われた。各校での一般教養科目（経済学，社会学，心理学）の講義時間終了直後，調査対象者に調査協力の依頼及び説明を行った。調査対象者は質問紙の入った A4 サイズの封筒を任意で受け取った。その直後に，調査対象者に，封筒前面に貼り付けられた調査依頼文を読むように教示した。封筒を受け取った調査対象者は，講義時間以外の任意の時間で質問紙に回答をした。学生は，切手貼付済みの長形3号サイズの封筒に記入済みの質問紙を封緘し，郵便ポストへ投函または翌週教室に設置された箱に提出し，回収された。

iii　倫理的配慮

調査対象者が侵襲性の高い情報に接触することを最小限に抑えるために，調査用資料は全て A4 サイズの封筒に収めた。そして，調査対象者がその封筒を任意で受け取れるようにするために次の配慮を行った。すなわち，封筒を配布する前に，調査内容のを口頭で説明し，封筒を受け取らなくても授業評価とは一切関係のないことを明言した。なお，封筒の表には，A4 サイズの紙で作成された調査協力依頼文が貼り付けてあり，次の5つの事項が記載

されていた。

　第1に，調査協力は調査対象者の任意に基づくものであること，第2に，調査協力を拒否したとしても授業評価には関係がないこと，第3に，個人名は特定しないこと，第4に，調査結果を研究以外の目的には使用しないこと，第5に，回答が不用意に人に暴露されること防ぐために，回答を終えた質問紙は3つ折りにして，封筒に入れ，封を閉じること，第6に回答の匿名性を担保するために，質問紙の提出方法として1週間後に教室出口に設置された回収箱か，郵便ポストへの投函どちらかを選べること，を説明した。

　また，調査対象者が質問紙に回答することで自身のHIV感染を疑い，専門家への相談を希望した場合を想定して，調査者（著者）のメールアドレスを紙面で知らせた。紙面には，調査者が臨床心理士資格を有していて，E-MAILで無料匿名での相談対応（一往復のみ）が可能であることを記載した。なお，相談を受ける者の専門性及び適格性について述べる。HIV/AIDSに関する相談は，医学的な情報を含むものである。調査者は2年間のHIV陽性者を対象とした専従での実務経験を有し，また各種行政機関等が主催する検査相談研修を修了していることから，調査協力者に相談ニーズが生じた際には，専門職として適切に対応ができるものと判断した。

　調査協力終了後，調査者は，調査協力者がHIV感染症及びAIDSについて適切な知識を得ることができるようにするために，次のことを行った。すなわち，全ての受講生が出入りをする教室の出口付近に，エイズ相談を受けられる近隣の機関の案内文及び，知識普及啓発を目的とした冊子（公益財団法人　エイズ予防財団発行）を留置した。そして，このことによって，調査協力者は，エイズ相談を受けたいと考えた際，その対処行動が適切に実行できるものと考えられる。

iv 調査内容

①デモグラフィック変数

性別，年齢，学年を尋ねた。

②HIV自己イメージ尺度

第3章で作成したHIV自己イメージ尺度（HIVSIS）を用いた。HIVSISは，「HIV感染想定時に，感染判明後の自己が置かれる状況や周囲から受けるであろう影響を，感染判明前に予期したイメージ」を尋ねるものである。教示文は「もしあなたがヒト免疫不全ウィルス（HIV）に感染したとしたら，どのような状況になると思いますか。各項目について，あなたの意見にあてはまるものを1つだけ選んで○をつけてください」として，7件法（「1．全くそう思わない」，「2．ほとんどそう思わない」，「3．どちらかといえばそう思わない」，「4．どちらともいえない」，「5．どちらかといえばそう思う」，「6．かなりそう思う」，「7．非常にそう思う」）で評定させた。4因子15項目で構成される尺度である。

HIVSISにおける4因子は次のとおりである。HIVSISは，第1に，HIV感染想定時に，社会との接触を避けようとする自己（「社会的隔絶（5項目）」），第2に，身体が脆弱になる自己（「身体的脆弱性（4項目）」），第3に，制限されるという生活に陥りながらも，そのなかで前向きに生きていこうとする自己（「生活態度変容（3項目）」），第4に，親密な他者との関係を喪失する自己（「親密性（3項目）」）の4つの側面から，HIV感染想定時の自己の変容への予期を測定するものである。尺度開発時に示したクロンバックの α 係数は，$\alpha = .78$ から .83の範囲であって，十分な信頼性を有している。さらに，HIVSISの類似概念を測定する既存の尺度との関連は，一般性セルフ・エフィカシー，コミュニティ・スティグマ尺度認知，HIV/AIDSに関する知識，知覚されたソーシャル・サポート尺度との関連を検討しており，妥当性については検討済みである（第4章【研究4】）。

③ HIV に感染することの恐怖感情

HIV 感染を想定した際の恐怖感情を測定する。具体的には，木村・深田（1996），原岡（1970）を参考として，HIV 感染時の恐怖感情を測定する気分形容詞13項目を用いた。調査対象者は，各項目に対して「絶対ちがう」（1点），「たぶんちがう」（2点），「たぶんそうだ」（3点），「非常に感じる」（4点）までの4段階尺度で評定した。教示文は，HIVSIS と同じ「もしあなたがヒト免疫不全ウィルス（HIV）に感染したとしたら，どのような状況になると思いますか。各項目について，あなたの意見にあてはまるものを1つだけ選んで○をつけてください」と尋ねた。この得点が強いほど，HIV 感染への恐怖感情が強いことを示す。

④ HIV 感染症の「罹患性認知」

木村（1996）の HIV 感染の生起確率認知を尋ねる項目を用いた。具体的には，「1．自分自身がヒト免疫不全ウィルスに感染する可能性は全くない（逆転項目）」，「2．ヒト免疫不全ウィルスやエイズは，自分とは関係のない特定の集団のみ関係がある病気である（逆転項目）」と2項目に対して，5件法（「4．非常にそう思う」，「3．すこしそう思う」，「2．あまりそう思わない」，「1．まったくそう思わない」）で評定させた。分析に際しては，2項目の項目平均点を使用した。尚，本調査での収集された2項目の回答の相関係数は，$r = .51$（$p < .001$）の中程度の正の相関がみられた。得点が高い人ほど，HIV 感染の生起確率を高く予期している。

⑤ エイズ相談実行への利益性認知と障がい性認知

永井・新井（2008）の相談行動の利益・コスト尺度改訂版を，本調査に沿うように教示と項目表現を一部修正した。この尺度は，相談行動を実行することに利益性認知を測定する「ポジティブな結果（8項目）」と，障がい性認知を測定する「否定的応答（6項目）」「秘密漏洩（3項目）」「自己評価の低下（3項目）」，相談行動を回避することによる「利益性認知」を測定する「自助努力による充実感（3項目）」と，障がい性認知を測定する「問題の維持

(3項目)」という6つの因子から構成されている。項目数は，26項目である。教示文は，永井・新井（2008）の「もし，あなたが悩んだり，困ったりしたとき，自分の友達に悩みを相談するとしたら…（省略）」の表現を修正し，「もし，あなたが，HIVに感染しているかどうかで心配になって，専門家に相談するとしたら，どのようなことを考えますか？　また，相談した結果どうなると思いますか？　各項目についてあてはまるものを一つだけ選んで○をつけてください」として，5件法（「5．そう思う」，「4．まあそう思う」，「3．どちらともいえない」，「2．あまりそう思わない」，「1．そう思わない」）で尋ねた。得点が高い人ほど，その項目で測定する予期が強いことを示す。

　永井・新井（2008）は，本尺度のクロンバックのα係数を$\alpha = .81$から.95の範囲であることを報告して，尺度として高い信頼性を有している。また，他の尺度との関連においても，相談行動尺度，サポート希求尺度，被援助志向性との関連が指摘されており妥当性が検証されている尺度である（永井・新井，2008）。

⑥エイズ相談意図

　エイズ相談意図の測定には，木村・水野（2004）の被援助志向性の研究で用いた方法に準拠して，大学生にHIV感染に疑われる状況を提示した。事例状況は，「コンドーム未使用でのセックス」という条件に，5つの条件を加えた場面を提示した。5つの条件設定においては，自治体が提供するエイズ相談では，感染不安や感染経路に関する相談が多く報告されていることから（東京都福祉保健局，2010），それらを用いて感染不安や感染経路に関する質問を設けた。またそれらの状況設定においては，日常的にエイズ相談を受けている医師，看護師，心理士の3名の専門家から意見をもらい設定した。

　それらの状況下で，調査者は，調査対象者自身がHIV感染を疑って，そのことで悩んだ際，専門家に相談すると思うかを尋ねた。具体的には，「セックス後の身体症状（高熱）」，「複数他者とのセックス」，「パートナーが性感染症罹患」，「パートナーがHIV感染症に罹患」，「知人がHIVに感染」を

5つの場面である。5つの架空場面に対して,「あなたは,もし以下の架空場面での登場人物と同じことを心配していたとしたら,そのことを,専門家に相談すると思いますか？ 各項目についてあてはまるものを一つだけ選んで○をつけてください。」と教示した。そして,それらの状況で,HIV専門の相談機関が提供する電話相談（無料・匿名），保健所のHIV抗体検査・相談（無料・匿名），医療機関の医師に相談するかどうかを尋ねた。回答は,「5．相談すると思う」,「4．少し相談すると思う」,「3．どちらとも言えない」,「2．あまり相談しないと思う」,「1．相談しないと思う」の5件法で求めた。

架空事例は,5つの場面である。

第1の場面は「Aさんは,先日,付き合い始めたばかりのパートナーと,コンドームを使用しないでセックスをしました。そのセックスから2週間くらいたった頃から,38度以上の熱が出るようになり,この熱がHIVに感染したものによるのではないかと心配しています」。

第2の場面は「Bさんは,同時期に,複数の相手とセックスをすることがありました。そしてそのセックスではコンドームを使用しないこともありました。最近,Bさんは自分がHIVに感染しているのではないかと心配しています」。

第3の場面は,「Cさんは,コンドームを使用しないでセックスをした相手が性感染症に罹患していたことを知りました。そのことを知って以来,Cさんは,自分がHIVに感染したのではないかと心配しています」。

第4の場面は,「Dさんは,コンドームを使用しないでセックスをした相手がHIVに感染していたことを知りました。そのことを知って以来,Dさんは,自分もHIVに感染しているのではないかと心配しています」。

第5の場面は,「Eさんは,知人がHIVに感染していたことを知りました。その知人とはセックスをしたことはありませんでしたが,HIVへの感染が身近な問題であると思いました。Eさんは,それまでコンドームを使用しな

いでセックスをしたこともあったので，それを知って以来，自分が HIV に感染しているのではないかと心配しています。」であった。

⑦性行動に関する質問票

　吉嶺ら（2006）を参考にして，調査協力者の性行動の実態を尋ねた。セックス経験の有無，セックス経験のある者には，同時期に複数の相手と性関係にあった経験の有無，過去6カ月以内でのセックス経験の有無及び，一番最近のセックス時のコンドーム使用の有無を尋ねた。さらに，過去6カ月間セックス経験が有りと答えた者には，コンドームの使用頻度を尋ねた。教示文は「あなたは，過去6カ月間に経験したセックスで，コンドームをどの程度使用しましたか？　いずれかの一つの数字に○をつけてください」として尋ねた。回答は，「1．まったく使わなかった」，「2．あまり使わなかった」，「3．ときどき使った」，「4．よく使った」，「5．いつも使った」の5件法で尋ねた。さらに，セックス経験の有無を問わず，全ての対象者に，セックスの際のコンドーム使用意思を尋ねた。教示文は「あなたは，セックスでコンドームを使うことに対して，どのように考えていますか。いずれかの一つの数字に○をつけてください」とした。回答は，「1．まったく使わないと思う」，「2．あまり使わないと思う」，「3．ときどき使うと思う」，「4．よく使うと思う」，「5．いつも使うと思う」の5件法で尋ねた。STD（性感染症）の感染経験の有無についても，その治療経験の有無で尋ねた。最後に，セックスの際の，コンドームの使用目的あるいは使用しなかった理由を自由記述式で尋ねた。

⑧ HIV/AIDS に関する知識

　Carey & Schroder（2002）の作成した HIV-KQ18を第4章で和訳したものである。和訳の過程で10年以上，英語を公用語とする国に滞在した者が作成した訳文を用いて，さらに，心理学系の研究協力者6名および医師2名による内容的妥当性の検討を経て作成した。教示文は，「次の記述文について，記載された内容が正しいと思えば「1」に，誤っていると思えば「2」，わ

からないと思えば「3」に○をつけてください」として，3択法（「1．正しい」，「2．間違っている」，「3．わからない」）で評定させた。なお，本調査では，「3．わからない」と回答した項目は誤答とした。知識の得点に関しては，各項目の正答に1点を与え，誤答に0点を与え，16項目の合計得点を用いた。

6-3 結 果

i HIV感染想定時の恐怖感情尺度とHIVSISとの関連（仮説1）
①恐怖感情尺度の因子分析結果

恐怖感情尺度13項目に対して，主因子法による因子分析を行った。結果，初期の固有値として，第1因子から6.02，1.54，.83，.75の値が得られた。そこで，因子数を2に指定し，主因子法・*Promax*回転による因子分析を再度行った。結果，解釈可能性を踏まえて，恐怖感情尺度は，2因子構造が妥当と判断した（Table 8）。2因子で説明できる分散の割合の総和は51.7%であった。

第1因子は，「胸が悪くなる」（負荷量.89），「痛ましい」（負荷量.87），「不快な」（負荷量.76）などの項目が構成されていた。第1因子は，HIV感染想定時の自己の在り様に対して不快感を表していると考えられるため，「不快感」と命名した。

第2因子は，「心配な」（負荷量.90），「不安な」（負荷量.73），「恐ろしい」（負荷量.68）などの項目で構成されていた。第2因子は，HIV感染想定時の自己の在り様に対して，不安・恐怖心を表していると考えられたため，「不安感・恐怖感」と命名した。

各因子でのクロンバックのα係数を算出したところ，「不快感」は$\alpha = .88$，「不安感・恐怖感」は$\alpha = .79$，であった。なお，全13項目に対して，クロンバックのα係数を算出したところ，$\alpha = .90$であった。以上から，下位尺度及び尺度全体が，十分な内的一貫性を有している，と判断された。そこで，

Table 8　HIV感染想定時の恐怖感情尺度項目のpromax回転解因子パターン及び各項目の平均（標準偏差）

項目内容	F1	F2	h^2	平均（SD）
第1因子　「不快感」				
胸が悪くなる	.89	-.15	.66	2.98(.87)
痛ましい	.87	-.17	.61	2.84(.96)
不快な	.79	.00	.62	3.12(.92)
息苦しい	.74	.13	.68	3.08(.91)
嫌悪感のする	.52	.20	.44	3.14(.90)
いらだたしい	.50	.13	.34	2.75(.96)
ゆううつな	.45	.36	.53	
第2因子　「不安感・恐怖感」				
心配な	-.19	.90	.64	3.81(.43)
不安な	-.07	.73	.48	3.74(.59)
恐ろしい	.05	.68	.51	3.63(.72)
気がかりな	.12	.59	.44	3.57(.65)
ぼうぜんとした	.33	.37	.39	3.32(.88)
緊張した	.28	.37	.34	3.02(.87)
α係数	.88	.79		
因子間相関	F1	F2		
第1因子　「不快感」	─	.61		
第2因子　「不安・恐怖感」	─	─		

$N=230$

各因子を構成する項目平均点を算出した。また尺度全体についても全13項目の平均を得点とした（第1因子「不快感」の得点を「不快感」得点と呼び，第2因子も同様に「不安・恐怖感」得点，尺度全体の得点は「恐怖感情」得点と呼ぶ）。

因子間相関は，.61の強い相関が見られた。下位尺度得点間の相関も.68を示した。また，「恐怖感情」得点と「不快感」得点との間には，.93（$p<.01$）「不安・恐怖感」得点との間には，.90（$p<.01$），という相関がみられた。

②性差の比較

HIV感染想定時の恐怖感情の性差を検討するために，「恐怖感情」及び2下位尺度の得点について，男性と女性の比較を行った。その結果，全ての得

点において，男性より女性の方が高かった（不快感：男性＝2.80（SD＝.75），女性＝3.07（SD＝.64），t(228)＝.28，p＜.01，不安・恐怖感：男性＝3.33（SD＝.59），女性＝3.55（SD＝.41），t(104.3)＝2.85，p＜.01，恐怖感情：男性＝3.04（SD＝.63），女性＝3.29（SD＝.48），t(110.4)＝.2.91，p＜.01））。

ii HIV感染想定時の自己イメージ尺度と恐怖感情尺度との関連（仮説1）

HIV自己イメージ尺度下位4因子ごとに項目平均を算出した。各得点の分析対象者数および平均値，標準偏差をTable 9に示した。

次に，「自己イメージ」得点と，恐怖感情尺度の下位因子および恐怖感情尺度得点との相関係数を算出した（Table 10）。この際，各指標の得点に性差が見られたため，性別に相関係数を算出した。その結果，「自己イメージ」得点と「不快感」，「不安・恐怖感」，「恐怖感情」得点との間で，中程度の正

Table 9　HIV感染想定時の恐怖感情尺度と自己イメージ尺度の分析対象者及び平均（標準偏差）

	平均（SD）	
	男	女
HIV自己イメージ尺度（男性：72名，女性158名）		
「社会的隔絶」得点	3.68(1.47)	4.20(1.29)
「身体的脆弱性」得点	4.56(1.22)	4.91(1.25)
「生活態度変容」得点	5.28(1.27)	5.30(1.10)
「親密性」得点	4.93(1.49)	5.52(1.19)
「自己イメージ」得点	4.48(0.97)	4.87(0.82)
HIV感染想定時の恐怖感情尺度（男性：72名，女性158名）		
「不快感」得点	2.80(0.75)	3.06(0.64)
「不安感・恐怖感」得点	3.33(0.59)	3.54(0.42)
「脅威感情」得点	3.05(0.63)	3.28(0.39)

Table 10 HIV自己イメージ尺度と恐怖感情との相関

		「不快感」得点	「不安感・恐怖感」得点	「恐怖感情」得点
男性 $N=72$	「社会的隔絶」得点	.47**	.44**	.49**
	「身体的脆弱性」得点	.31**	.35**	.35**
	「生活態度変容」得点	.31**	.19	.28*
	「親密性」得点	.40**	.40**	.43**
	「自己イメージ」得点	.54**	.51**	.57**
女性 $N=158$	「社会的隔絶」得点	.34**	.44**	.42**
	「身体的脆弱性」得点	.35**	.30**	.37**
	「生活態度変容」得点	.02	.07	.04
	「親密性」得点	.35**	.34**	.39**
	「自己イメージ」得点	.43**	.48**	.50**

$*p<.05, **p<.01$

の相関がみられた（全て，$p<.01$）。

さらに，HIVSISの各因子と恐怖感情尺度との相関係数を算出した（Table 10）。その結果，男女ともに，「社会的隔絶」，「身体的脆弱性」，「親密性」の各得点と，恐怖感情尺度の各得点との間に正の相関がみられた（全て，$p<.01$）。「生活態度変容」得点については，男性では，「不快感」得点，「恐怖感情」得点との間で正の相関がみられたが（$p<.05$），女性においては有意な相関がみられなかった。

以上から，女性における一部の変数間の関連を除き，仮説1は男女ともに支持されたと言える。

iii 健康信念モデルに基づく諸要因とエイズ相談意図との関連（仮説2，3）

①各専門家へのエイズ相談意図の基礎的分析

まず，各専門家へのエイズ相談意図について，5つの事例状況下での得点

を用いて，主成分分析を行った。固有値の減衰と寄与率，主成分負荷量の値を総合的に判断した結果，1主成分構造が採用された。第1主成分の寄与率として，電話相談へのエイズ相談意図は63.32％，保健所へのエイズ相談意図は59.54％，医師へのエイズ相談意図は60.23％であった。そして，各専門家へのエイズ相談意図得点として，項目平均点を算出した。各専門家へのエイズ相談意図のα係数は，電話相談で.85，保健所で.82，医師で.83であった（Table 11）。

②エイズ相談の利益性認知と障がい性認知の因子分析結果

永井・新井（2008）の「相談行動の利益・コスト尺度改訂版」は，相談行動の理由として，全般的な悩みを想定としている。本章では，HIV感染を疑った際の悩み，と特化したものである。この違いから，原版の因子構造とは異なった結果が得られる可能性がある。そこで，全26項目に対して，主因子法による探索的因子分析を行った。その結果，原版では，「否定的応答」因子を構成していた項目の共通性が，.18と低かった（「相談をしても，相手が別の意見を言ってくる」）。このことから，この項目は，他項目とは異なった概念を測定していると考えられた。そこで，この項目を除いた上で再度因子分析を行った。その結果，初期の固有値として，第1因子から7.38，3.26，1.78，1.47，1.18，1.10の値が得られ，固有値1.0以上を基準とした因子が6つえられた。そこで，因子数を6で指定して主因子法・プロマックス回転による因子分析を行った。結果，その解釈可能性から，6因子構造が妥当と判断した（Table 12）。6因子で説明ができる分散割合の総和は53.9％であった。

各因子を構成する項目を見てみると，相談行動を実行することの利益性認知と障がい性認知を示す因子は，原版と同一項目で構成されていた。一方で，相談行動を回避することの利益性認知と障がい性認知を示す因子である「問題の維持」及び「自助努力による充実感」因子は単独で因子を構成することなく，その他の因子に分かれていた。この理由として，エイズ相談利用の回

Table 11 各専門家へのエイズ相談意図項目の主成分分析と平均（標準偏差）

項目内容	F1	h^2	平均 (SD)
電話相談へのエイズ相談意図（$\alpha = .85$）			
コンドーム未使用でのセックス後の身体症状の出現	.74	.55	3.45(1.42)
コンドーム未使用での複数他者とのセックスの経験	.81	.65	3.45(1.39)
コンドーム未使用でのセックス後に，パートナーの性感染症に罹患が判明	.84	.71	4.21(1.19)
コンドーム未使用でのセックス後に，パートナーのHIV感染症に罹患が判明	.80	.64	4.47(1.04)
コンドーム未使用でのセックス後に，知人のHIV感染症に罹患が判明	.78	.61	3.25(1.34)
固有値	3.16		
寄与率	63.22		
保健所へのエイズ相談意図（$\alpha = .82$）			
コンドーム未使用でのセックス後の身体症状の出現	.71	.50	3.29(1.39)
コンドーム未使用での複数他者とのセックスの経験	.82	.68	3.29(1.38)
コンドーム未使用でのセックス後に，パートナーの性感染症に罹患が判明	.79	.63	4.24(1.14)
コンドーム未使用でのセックス後に，パートナーのHIV感染症に罹患が判明	.75	.57	4.47 (.98)
コンドーム未使用でのセックス後に，知人のHIV感染症に罹患が判明	.78	.61	3.22(1.32)
固有値	2.98		
寄与率	59.54		
医師へのエイズ相談意図（$\alpha = .83$）			
コンドーム未使用でのセックス後の身体症状の出現	.73	.53	3.10(1.39)
コンドーム未使用での複数他者とのセックスの経験	.81	.66	2.76(1.44)
コンドーム未使用でのセックス後に，パートナーの性感染症に罹患が判明	.82	.67	3.94(1.27)
コンドーム未使用でのセックス後に，パートナーのHIV感染症に罹患が判明	.77	.60	4.12(1.20)
コンドーム未使用でのセックス後に，知人のHIV感染症に罹患が判明	.75	.56	2.68(1.33)
固有値	3.01		
寄与率	60.23		

$N=230$

避よる利益性認知や障がい性認知は，概念的に想定しづらい可能性が考えられた。そこで，永井・新井（2008）での「問題の維持」と「自助努力による充実感」を構成する項目を削除して，再度，探索的因子分析を行った。その結果，初期の固有値として，第1因子から6.42，2.82，1.49，1.12，1.01，.80の値が得られ，固有値1.0以上を示す因子は5つ得られた。そのため，因子数を5で指定して主因子法・プロマックス回転による因子分析を行った。結果，解釈可能性から5因子構造が妥当と判断した（Table 13）。

　第1因子は，「相談をしても，相手に簡単に流される」（負荷量.97），「相談をしても，相手に話を真剣に聞いてもらえない」（負荷量.90）などの項目で構成されていた。原版の改訂版尺度での「否定的応答」と同一の項目で構成されていたため，「否定的応答」と命名した。

　第2因子は，「相談すると相手が悩みの内容を他の人に言ってしまう」（負荷量1.08），「相談したことを他の人にばらされる」（負荷量.91），「悩みを相談しても，それを秘密にしてもらえない」（負荷量.80）の3項目で構成されていた。これらの項目は，原版の「秘密漏洩」因子を構成する項目である。そこで，「秘密漏洩」と命名した。

　第3因子は，「相談をすると，よい意見やアドバイスがもらえる」（負荷量.80），「悩みを相談すると悩みの解決法がわかる（負荷量.74）など項目で構成されていた。これらの項目は，原版では「ポジティブな結果」因子を構成するものである。一方で，原版において，この因子を構成する項目は，今回の分析では別の因子（第5因子）を構成していた。そこで，第3因子と第5因子の因子名を再検討する必要性があると考えられた。

　第5因子を構成する項目は，「相談すると，気持ちが楽になる（負荷量.88）」，「相談をすると，気持ちがすっきりする（負荷量.58）」などの項目で構成されていた。まず，第3因子は，HIV感染を疑うという状況下で，専門家に相談する際に，問題の解決につながるアドバイスや情報を受けるという「利益性認知」から構成される。一方で，第5因子は，専門家に相談する

Table 12　相談行動の利益とコスト尺度改訂版の尺度項目

項目名（原版での因子名）

第1因子

相談をしても，相手に話を簡単に流される　（否定的応答）
相談をしても，相手に話を真剣に聞いてもらえない　（否定的応答）
相談をしても，相手に嫌なことを言われる　（否定的応答）
相談をしても馬鹿にされる　（否定的応答）
何らかの専門家に相談をしても意見が合わない　（否定的応答）

第2因子

悩みを相談すると自分を弱い人間のように感じてしまう（自己評価の低下）
悩みを相談することは，自分の弱さを認めることになる　（自己評価の低下）
悩みを相談すると，自分の弱い面を相手に知られてしまう（自己評価の低下）
一人で悩みに立ち向かうことで，強くなれると思う　（自助努力による充実）
人に相談するよりも，自分で何とかすることで，成長できる　（自助努力による充実）

第3因子

相談をすると，相手が悩みの内容を他の人に言ってしまう　（秘密漏洩）
相談したことを他の人にばらされる（秘密漏洩）
悩みを相談しても，それを秘密にしてもらえない　（秘密漏洩）

第4因子

相談をすると，よい意見やアドバイスがもらえる　（ポジティブな結果）
悩みを相談すると悩みの解決法がわかる　（ポジティブな結果）
相談をすると，相手が悩みの解決のために協力してくれる　（ポジティブな結果）
相談をすると，悩みが解決する　（ポジティブな結果）

第5因子

相談をすると，気持ちが楽になる　（ポジティブな結果）
相談をすると，気持ちがスッキリする　（ポジティブな結果）
相談をすると，相手が励ましてくれる　（ポジティブな結果）
相談をすると，相手が真剣に相談にのってくれる　（ポジティブな結果）
相談しないで一人で悩んでいても，よけい悪くなると思う　（問題の維持）

第6因子

悩みを誰にも相談しないと，ずっと悩みから抜け出せないと思う　（問題の維持）
一人で悩んでいても，いつまでも悩みをひきずられることになる　（問題の維持）
悩んでも，人に相談するより自分で解決したい。（自助努力による充実）

α係数

固有値
寄与率
累積寄与率

因子間相関

第1因子
第2因子
第3因子
第4因子
第5因子
第6因子

第 6 章　健康信念モデルに基づく諸要因とエイズ相談意図との関連【研究 5】

promax 回転解因子パターン及び各項目の平均

F1	F2	F3	F4	F5	F6	h^2	平均	SD
.96	−.06	−.02	.09	−.05	−.01	.83	2.02	(0.87)
.88	.00	−.03	.03	−.06	.00	.78	2.11	(0.85)
.71	.10	−.02	.06	−.20	.14	.62	2.32	(1.06)
.59	.11	.13	−.02	.12	.01	.52	1.99	(0.93)
.58	.04	−.09	−.23	.20	−.13	.42	2.36	(0.85)
.02	**.79**	.04	−.04	.04	.15	.61	2.51	(1.24)
.07	**.76**	−.12	−.04	.06	.05	.53	2.45	(1.18)
−.04	**.75**	.04	−.16	−.08	.17	.56	2.73	(1.14)
.02	**.62**	−.08	.17	−.06	−.21	.49	2.37	(0.99)
.06	**.49**	.08	.21	.11	−.30	.54	2.36	(1.08)
−.13	−.06	**.97**	.09	−.02	−.06	.78	2.68	(1.21)
.06	−.04	**.81**	.04	.07	.02	.64	2.49	(1.14)
.11	.07	**.76**	−.16	.09	.12	.74	2.43	(1.03)
−.02	−.06	.03	**.74**	.01	.12	.64	3.65	(0.86)
.01	.02	.03	**.73**	−.07	.08	.48	3.60	(0.97)
−.14	.13	−.14	**.52**	.07	.06	.44	3.71	(0.87)
.18	−.09	.11	**.41**	.34	−.05	.38	2.88	(1.02)
.05	.06	−.12	−.03	**.81**	.02	.66	3.83	(0.99)
−.02	−.01	.03	.21	**.56**	.09	.55	3.76	(0.96)
−.11	.03	.23	−.04	**.48**	−.01	.22	3.48	(0.95)
−.27	−.03	−.17	.09	**.40**	.00	.52	3.89	(0.81)
.00	−.04	−.04	−.02	**.37**	.31	.32	4.01	(0.94)
−.09	.15	.07	.13	−.03	**.67**	.44	3.76	(1.10)
.15	−.05	.02	.12	.12	**.53**	.35	3.95	(0.92)
.02	.24	.17	−.01	.01	**−.40**	.41	2.59	(1.20)
.85	.83	.89	.85	.67	.64			
7.0	2.8	1.3	1.1	.7	.6			
27.9	11.1	5.3	4.3	2.9	2.3			
27.9	39.0	44.4	48.6	51.6	53.8			

F1	F2	F3	F4	F5	F6
—	.62	.59	−.32	−.36	−.28
	—	.51	−.15	−.14	−.39
		—	−.18	−.27	−.24
			—	.62	.20
				—	.28

Table 13　相談行動の利益とコスト尺度改訂版の尺度項目

項目名
第1因子　「否定的応答」
相談をしても，相手に話を簡単に流される
相談をしても，相手に話を真剣に聞いてもらえない
相談をしても，相手に嫌なことを言われる
相談をしても馬鹿にされる
何らかの専門家に相談をしても意見が合わない
第2因子　「秘密漏洩」
相談をすると，相手が悩みの内容を他の人に言ってしまう
相談したことを他の人にばらされる
悩みを相談しても，それを秘密にしてもらえない
第3因子　「情報的サポートの獲得」
相談をすると，よい意見やアドバイスがもらえる
悩みを相談すると悩みの解決法がわかる
相談をすると，相手が悩みの解決のために協力してくれる
相談をすると，悩みが解決する
第4因子　「自己評価の低下」
悩みを相談すると自分を弱い人間のように感じてしまう
悩みを相談することは，自分の弱さを認めることになる
悩みを相談すると，自分の弱い面を相手に知られてしまう
第5因子　「情緒的サポートの獲得」
相談をすると，気持が楽になる
相談をすると，気持ちがスッキリする
相談をすると，相手が励ましてくれる
相談をすると，相手が真剣に相談にのってくれる
α係数
固有値
寄与率
累積寄与率
因子間相関
第1因子「否定的応答」
第2因子「秘密漏洩」
第3因子「情報的サポートの獲得」
第4因子「自己評価の低下」
第5因子「情緒的サポートの獲得」

promax 回転解析因子パターン及び各項目の平均

F1	F2	F3	F4	F5	h^2	平均	SD
.97	.00	.08	−.07	−.02	.83	2.02	(0.87)
.90	−.02	.02	−.03	−.04	.78	2.11	(0.85)
.72	−.01	.07	.04	−.16	.60	2.32	(1.06)
.59	.12	.03	.14	.09	.52	1.99	(0.93)
.58	−.11	−.19	.08	.12	.39	2.36	(0.85)
−.13	**.95**	.09	−.01	−.05	.77	2.68	(1.21)
.06	**.82**	.01	−.06	.10	.66	2.49	(1.14)
.11	**.73**	−.13	.07	.09	.72	2.43	(1.03)
−.02	.02	**.80**	−.04	−.02	.64	3.65	(0.86)
.03	.04	**.74**	.01	−.04	.48	3.60	(0.97)
−.13	−.13	**.58**	.12	.02	.45	3.71	(0.87)
.19	.08	**.43**	−.03	.29	.36	2.88	(1.02)
−.03	.03	.10	**.90**	−.01	.77	2.51	(1.24)
.12	−.09	.01	**.69**	.07	.51	2.45	(1.18)
.03	.04	−.10	**.63**	−.03	.51	2.73	(1.14)
.06	−.09	−.05	.02	**.88**	.72	3.83	(0.99)
−.02	.05	.21	−.05	**.58**	.55	3.76	(0.96)
−.12	.21	.01	.07	**.43**	.21	3.48	(0.95)
−.27	−.17	.11	−.04	**.36**	.51	3.89	(0.81)
.87	.86	.74	.80	.72			
6.1	2.4	1.2	.8	.5			
32.0	12.6	6.1	4.3	2.8			
32.0	44.5	50.7	55.0	57.8			

F1	F2	F3	F4	F5
—	.58	−.38	.60	−.37
	—	−.21	.46	−.26
		—	−.25	.63
			—	−.15
				—

ことでの安心や励ましといった情緒的なサポートを受けるという「利益性認知」から構成される。以上を踏まえて，因子名として，第3因子を「情報的サポートの獲得」，第5因子を，「情緒的サポートの獲得」と命名した。

　最後に，第4因子は，「悩みを相談することは，自分を弱い人間のように感じてしまう」（負荷量.90），「悩みを相談することは，自分の弱さを認めることになる」（負荷量.69）などの項目で構成されていた。これらの項目は，原版の「自己評価の低下」因子を構成する項目と同一である。そこで，「自己評価の低下」と命名した。

　各因子を構成する項目のα係数を算出した。結果，「否定的応答」は.87，「秘密漏洩」は.86，「秘密漏洩」は.89，「情報的サポートの獲得」は.74，「自己評価の低下」は.80，「情緒的サポートの獲得」は.72の値が得られた。「情緒的サポートの獲得」因子の内的整合性はやや低いが，許容範囲であると考えられる。

　以上から，エイズ相談利用の利益性認知と障がい性認知を測定する尺度として，5因子構造が採用された。第1因子から順に，「否定的応答」，「情報漏洩」，「情報的サポートの獲得」，「自己評価の低下」，「情緒的サポートの獲得」と命名した。永井・新井（2008）の理論に基づいて解釈すると，エイズ相談を実行することでの「利益性認知」は，「情報的サポートの獲得」，「情緒的サポートの獲得」であり，「障がい性認知」は，「否定的応答」，「情報漏洩」，「自己評価の低下」であると考えられる。

　つぎに，エイズ相談実行への「利益性認知」，「障がい性認知」と「エイズ相談意図」との関連を検討する。はじめに，次の示すような手続きで得点を算出した。まず，エイズ相談利用への「利益性認知」得点を算出するために，「情報的サポートの獲得」と「情緒的サポートの獲得」因子の合成得点を求めた。主成分分析の結果，説明された分散の割合は，第1主成分で78.66％であった。さらに，「障がい性認知」得点を算出するために「否定的応答」，「秘密漏洩」，「自己評価の低下」因子の主成分分析を行った。第1主成分の

寄与率は65.70％であった。健康信念モデルに基づくと，利益性認知が障がい性認知を上回るほど，エイズ相談意図が高くなる。そこで，利益性認知と障がい性認知の各 z 得点に対して，T 得点（$T=z\times 10+50$）を算出した。この利益性認知の値から障がい性認知の値を引いた値（以降，この値を「利益性認知－障がい性認知」得点とする）を算出した。すなわち，この値が0を上回れば，利益性認知が障がい性認知よりも高く予測していることとなり，反対に，この値が0を下回れば，障がい性認知が利益性認知よりも高く予測していることになる。

③各尺度の性差

HIV/AIDSに関する知識尺度は，各項目での正答率を算出した（Table 14）。そして，正答は1点として16項目での合計得点を尺度得点とした。性行動に関する質問票以外の変数は，男女別に尺度ごとの項目平均点を算出した。性差を検証するために，男女別の平均値と標準偏差に基づいて t 検定を行った。結果，「社会的隔絶」「身体的脆弱性」「親密性」「HIV感染想定時の自己イメージ」で，女性が男性よりも平均点が高かった。さらに，利益性認知・障がい性認知では，「否定的応答」「秘密漏洩」「情報的サポートの獲得」「自己評価の低下」「情緒的サポートの獲得」のすべての因子において，男女間での有意な差は認められなかった。HIV/AIDSに関する知識の得点は，男性が女性よりも高かった（Table 15）。

性行動に関する質問票は，「セックスの経験」者数（以下，性経験者とする）は230名中98名（42.6％）であった。性経験者98名中16名（16.3％）が，同時期に不特定他者との間で「性関係にあった」と答えた。過去6ヵ月以内に性行為をした者のコンドーム使用の程度は，5点満点中4.16点（$SD=1.27$）である。回答者全体でのコンドーム使用意思は，5点満点中4.45点（$SD=.89$）であった。

性差によって，性行動が異なるかどうかを検証した。クロス集計表を作成し，χ^2 検定による比較を行った。結果，性差はみられなかった。同様に，

Table 14 HIV/AIDS に関する知識における正答人数

($N=230$, 男72名, 女158名)

項目番号	質問内容	正答人数	%
12	一人より多くのパートナーとの性行為はHIV感染の確率を高める	217	94.3
7	HIVに感染した人はすぐにHIVに感染したと分かるような深刻な症状を呈する（誤った知識）	210	91.3
9	女性は生理中に性行為を行えばHIVに感染しない（誤った知識）	200	87.0
3	性行為時に男性が射精をする前に男性器を抜くことで，女性がHIVに感染することを防ぐことが出来る（誤った知識）	195	84.8
2	HIVに感染している人と同じコップの水を飲むことでHIVに感染する（誤った知識）	184	80.0
1	咳やくしゃみはHIV感染を拡大させない	180	78.3
5	性行為後にシャワーを浴びたり，性器を洗ったりすることでHIV感染を予防するかもしれない（誤った知識）	178	77.4
14	HIVを持っている人と同じ湯船やプールに入ることでHIVに感染する（誤った知識）	176	76.5
4	男性とアナル（肛門）セックスをしたとしたら女性はHIVに感染するかもしれない	151	65.7
11	抗生物質を内服しているとHIVに感染しない（誤った知識）	140	60.9
10	女性がHIVに感染する確率を低めるための女性用のコンドームがある	134	58.3
16	コンドームと一緒にローション（ワセリンやベビーオイル）を使用することでHIVに感染する確率を下げられる（誤った知識）	124	53.9
6	HIVに感染している女性は皆，AIDSを発症した子どもを出産する（誤った知識）	128	55.7
15	オーラルセックス（口腔）セックスからHIVに感染する	113	49.1
8	成人がHIVに感染することを食い止めるワクチンがある（誤った知識）	90	39.1
13	性行為後，一週間してからHIV検査を受けるとHIVに感染しているかどうかが判る（誤った知識）	52	22.6

注：正答人数の高い順に並べ替えた。

コンドーム使用の程度及び使用意思についても，t検定を行ったところ，性差はみられなかった（Table 16）。

コンドーム使用目的，未使用の理由については自由記述式で尋ねた。その

Table 15　男女別の各変数の記述統計と性差の比較

	記述統計 男(N=72)	記述統計 女(N=158)	t検定結果	
電話相談へのエイズ相談意図	3.70(0.90)	3.79(1.06)	t(228) = .64, n.s.	
保健所へのエイズ相談意図	3.61(0.84)	3.75(1.09)	t(228) = 1.04, n.s.	
医師へのエイズ相談意図	3.24(1.00)	3.36(1.04)	t(228) = .80, n.s.	
HIV感染想定時の自己イメージ	4.48(0.97)	4.87(0.92)	t(228) = 3.16, **	男＜女
生活態度変容	5.28(1.27)	5.30(1.10)	t(228) = .15, n.s.	
社会的隔絶	3.68(1.47)	4.20(1.29)	t(228) = 2.71, **	男＜女
身体的脆弱性	4.56(1.22)	4.90(1.25)	t(228) = 1.98, *	男＜女
親密性	4.92(1.49)	5.52(1.16)	t(113.99) = 2.96, **	男＜女
HIV感染の生起確率認知	2.98(0.69)	3.11(0.65)	t(228) = 1.43, n.s.	
否定的応答	2.19(0.69)	2.14(0.76)	t(228) = .47, n.s.	
秘密漏洩	2.52(0.90)	2.53(1.04)	t(157.16) = −.07, n.s.	
情報的サポートの獲得	3.44(0.63)	3.47(0.73)	t(159.65) = −.31, n.s.	
自己評価の低下	2.63(0.95)	2.52(1.00)	t(228) = .76, n.s.	
情緒的サポートの獲得	3.78(0.59)	3.73(0.72)	t(228) = .46, n.s.	
コンドーム使用意図	4.46(0.84)	4.46(0.91)	t(228) = −.02, n.s.	
HIV/AIDSに関する知識	11.56(2.60)	10.38(2.71)	t(228) = −3.09, **	男＞女

*p < .05, **p < .01

結果，230名中52名（22.6%）からの回答を得た。コンドーム使用の理由を記載した者は，52名中39名（75.0%）で，コンドーム未使用の理由を記載した者は，52名中14名（27%）であった。コンドーム使用の理由は，避妊目的が52名中35名（89.7%），HIV感染症・性感染症予防目的が52名中15名（38.5%）であった。コンドーム未使用の理由は，不所持が14名中3名（21.4%），装着困難が14名中3名（21.4%），未射精が14名中2名（14.3%），14名中6名は分類困難であった（Table 17）。

④健康信念モデルに基づいた4つの信念とエイズ相談意図との関連

健康信念モデルに基づいた「HIV感染症の信念」の値を，次に示すよう

Table 16 HIV感染のリスク行動に関する人数，コンドーム使用及び行動の平均（標準偏差）

項目	人数（%）			性差
	全体	男性	女性	
セックス経験人数（$N=230$）	98(42.6%)	32	66	$\chi^2 = .14$, n.s.
同時期での不特定他者とのセックス経験人数（$N=98$）	16(16.3%)	8	8	$\chi^2 = 2.73$, n.s.
初性行為時にコンドームを未使用であった人数（$N=98$）	10(10.2%)	4	6	n/a[1]
過去6カ月以内にセックスを経験した人数（$N=98$）	74(75.5%)	26	48	$\chi^2 = .85$, n.s.
性感染症の治療経験人数（%）	2 (0.2%)	0	2	n/a[1]
一番最近でのコンドームを未使用であった人数（$N=98$）	17(16.3%)	7	10	$\chi^2 = .68$, n.s.
	平均（標準偏差）			t検定の結果
	全体	男性	女性	
コンドームの使用				
過去6カ月内でのセックス時のコンドーム使用の程度（$N=74$，5件法）	4.16(1.27)	4.35(1.09)	4.06(1.36)	$t(72) = -.92$, n.s.
コンドーム使用意思（$N=230$，5件法）	4.45 (.97)	4.46 (.91)	4.46 (.84)	$t(228) = -.02$, n.s.

注：1) セル度数が，5以下であっため，分析を行わなかった。

な手続きで算出した。まず，「重大性認知」である。ここでは，HIVSISを構成する全項目および下位4因子ごとの項目平均点を用いた。さらに，この数値に，「罹患性認知」の指標である「生起確率認知」の得点を乗した。結果，HIVSIS全項目および下位4因子ごとの「HIV感染症の信念」の値が得られた。

つぎに，各専門家へのエイズ相談意図と各変数との関係を相関分析によって検証した。

はじめに男性の結果である。①「電話相談へのエイズ相談意図」と，「社会的隔絶」，「親密性」，「自己イメージ」，「生起確率認知」との間で有意な正

第6章 健康信念モデルに基づく諸要因とエイズ相談意図との関連【研究5】 81

Table 17 コンドーム使用・未使用の理由に関する自由記述文の分類

(N=52)

	理由	人数(重複有)	%
使用者 (N=39名)	HIV感染症・性感染症の予防	15	38.5%
	避妊	35	89.7%
未使用者 (N=14)	不所持	3	21.4%
	装着困難 (「装着のタイミング」,「仕方」)	3	21.4%
	未射精	2	14.3%
	配偶者	1	7.1%
	パートナーが拒否	1	7.1%
	オーラルセックスのみ	1	1.9%
	強姦	1	1.9%
	不明 (「何となく」「わからない」)	2	7.1%

の相関を認め,「HIV感染症の信念」の各5つの得点との間での有意な正の相関を認めた。②「保健所へのエイズ相談意図」については,「社会的隔絶」,「身体的脆弱性」,「親密性」,「自己イメージ」との間で正の相関を認め,「HIV感染症の信念」では「生活態度変容」と「生起確率認知」の乗数値以外の全ての変数との間で有意な正の相関を認めた。③「医師へのエイズ相談意図」は,「不快感情」,「恐怖感情」,「生起確率認知」との間で有意な正の相関を認め,「HIV感染症の信念」の各5つの得点との間で有意な正の相関を認めた。

つぎに女性の結果である。①「電話相談へのエイズ相談意図」と各変数との相関では,「親密性」との間で有意な正の相関を認めた。②「保健所へのエイズ相談意図」と各変数との相関では,「身体的脆弱性」との間で有意な正の相関を認めた。③「医師へのエイズ相談意図」と各変数との相関では,「情報的サポートの獲得」および「情緒的サポートの獲得」との間で有意な正の相関を認めた。さらに,利益性認知が障がい性認知を上回っている程,

Table 18 男女別の各専門家へのエイズ相談意図と変数との関連

($N=230$　男72名，女158名)

	男			女		
	電話相談	保健所	医師	電話相談	保健所	医師
HIV/AIDSに関する知識	-.08	-.07	-.02	.04	.16*	-.02
不快感	.08	.11	.25*	.10	.15	.04
不安恐怖感	.05	.14	.19	.05	.07	.07
脅威感情	.07	.13	.24*	.09	.14	.06
社会的隔絶	.26*	.34**	.13	.00	-.05	.12
身体的脆弱性	.19	.25*	.09	.15	.22*	.10
生活態度変容	.17	.15	.12	-.02	.03	.05
親密性	.25*	.24*	.21	.20*	.15	.16*
自己イメージ	.32*	.37**	.19	.12	.11	.16*
生起確率認知	.30*	.11	.33**	.06	.04	.07
社会的隔絶×生起確率認知	.39**	.34**	.30**	.01	-.03	.14
身体的脆弱性×生起確率認知	.37**	.28*	.26*	.14	.18*	.10
生活態度変容×生起確率認知	.32*	.18	.29*	.03	.05	.08
親密性×生起確率認知	.36**	.24*	.39*	.14	.11	.15
自己イメージ×生起確率認知	.44**	.33**	.37**	.10	.09	.14
否定的応答	.05	.09	-.08	.00	.00	-.09
秘密漏洩	.17	.11	.19	-.04	.03	-.02
情報的サポートの獲得	.10	.17	-.04	.14	.19*	.26**
自己評価の低下	.15	.21	-.09	.06	.08	-.14
情緒的サポートの獲得	.17	.19	-.10	.07	.08	.24**
利益性認知－障がい性認知	-.01	.02	-.06	.07	.06	.23**
コンドーム使用意図	.16	.02	.07	.17*	.07	-.01
コンドーム使用頻度[1]	-.03	-.05	-.16	.19	.00	-.04

注：1）性行為経験者のみ　$N=98$名　　　　　　　　　　　　　　$*p<.05$，$**p<.01$

エイズ相談意図が高かった（Table 18）。

　以上から，仮説2（「重大性」と「罹患性」の乗数である「HIV感染症の信念」の得点が高い人ほど，「エイズ相談意図」の得点が高い）は，男性ではおおむね支持されたが，女性では支持されなかった。さらに，仮説3（「エイズ相談実行への「利益性認知」が「障がい性認知」を上回っているほど，「エイズ相談意図」が強い」）は，仮説3は，男性では支持されなかったが，女性の「医師へのエイズ相談意図」において支持された。

⑤各変数との関連（仮説4，5）

　仮説4（「HIV感染の可能性がある行動をとりやすいものほど，エイズ相談実行への「障がい性認知」を強く見積もる」）と仮説5（「HIV感染症の信念」を否定的に見積もっている人ほど，コンドームの使用頻度やコンドーム使用意図，HIV/AIDSに関する知識が高い）を検証するために，各指標と性行動に関する質問票との相関係数を求めた。この算出のために，性行動については，「セックスの経験の有無」，「複数他者とのセックスの経験の有無」，「最近のセックスでのコンドームの使用有無」については，有を「1」，無を「0」というダミー変数を与え，点双列相関係数を求めた。他の項目との関係は，*Pearson* の積率相関係数を求めた。

　その結果，女性において，セックスの経験がある者ほど，エイズ相談利用に対して「秘密漏洩」を覚えやすい（仮説4を支持）。「生活態度変容」の得点が高いほど，「コンドーム使用頻度」，「コンドーム使用意図」が低い傾向がみられた。つまり，HIV感染想定時に，前向きに生きる自己を想定しやすいものは，HIV感染に伴うリスク行動をとりやすい傾向がみられた。しかしながら，この結果は，仮説1の検証において，女性は，「生活態度変容」と脅威感情との間で関連は認められなかったため，仮説5は不支持である。

　男性では，セックスの経験のある者ほど，エイズ相談利用によって「情報的サポート」が得られづらいと認知していた。さらに，コンドーム使用意図が低い者ほど，エイズ相談利用に対して「否定的な応答」や「秘密漏洩」の

Table 19 「HIV 感染症の認知」,「エイズ相談の

		社会的隔絶	身体的脆弱性	生活態度変容	親密性
セックス経験の有無	男 $N=72$	−.20	.04	−0.11	−.13
	女 $N=158$	−.07	.10	**.18***	.04
複数他者との性経験の有無	男 $N=32$	.34	−.01	−14	−.00
	女 $N=66$	.02	−.11	.16	−.07
最近のセックスでのコンドーム使用の有無	男 $N=32$	−.18	−.04	−.02	−.02
	女 $N=66$	.10	.10	**−.29***	.10
過去6カ月内でのセックス時のコンドーム使用の程度	男 $N=26$	−.30	−.13	−.06	−.07
	女 $N=47$	.02	.10	**−.38****	−.20
コンドーム使用意図	男 $N=72$	−.16	−.02	−.10	.02
	女 $N=158$	.02	−.00	**−.19**	−.01
HIV/AIDS に関する知識	男 $N=72$	−.01	.03	.04	.02
	女 $N=158$	.02	.10	.07	.00

得点が高かった(仮説4を支持)。その他の変数では有意な関連はみられなかった(仮説5は不支持)(Table 19)。

以上から,仮説4は,女性では部分的に支持され,男性では支持された。仮説5は,男女共通して不支持であった。

6-4 考　察

i　HIV 感染想定時の恐怖感情と自己イメージとの関連

本検討では,HIVSIS が健康信念モデルでの「重大性認知」を捉える変数として,適用可能かについて検討することを目的に,恐怖感情との関連を検討した。

相関分析の結果,HIVSIS の4因子のうち,男女ともに「社会的隔絶」,「身体的脆弱性」,「親密性」の3因子と恐怖感情との間で有意な正の相関を認めた。このことから,HIVSIS の3因子が,HIV 感染症の「重大性認知」

利益性認知と障がい性認知」指標と各変数との関連

自己イメージ	生起確率認知	否定的応答	秘密漏洩	情報的サポートの獲得	自己評価の低下	情緒的サポートの獲得
−.15	.11	−.05	.10	−.06	−.12	−.25*
−.06	.02	.09	.20**	−.06	.08	−.10
.13	.26	.06	−.15	−12	−.08	−.20
−.02	−.04	.14	.12	.03	.16	−.13
−.11	−.12	−.13	−.14	−.15	−.16	−.17
−.00	.05	.15	.15	.05	.12	.03
−21	−.07	−.21	−.27	−.20	.13	.09
−01	−.08	.05	.23	.12	.12	.06
−.10	.01	−.31**	−.28*	.05	−.15	.00
−.10	−.03	.01	.07	.13	.02	.04
.02	.02	−.08	−.21	−.05	.07	−.13
.00	.17*	.02	.02	−.05	.02	−.13

*$p<.05$. **$p<.01$

を評価する上で適切な指標であると考えられた。

　さらに，この結果は，男性において，女性よりもより顕著であることを示した。男性においては，HIVSISの「生活態度変容」との「恐怖感情」との間で正の相関を認め，さらに，HIVSISにおける「社会的隔絶」と「恐怖感情」との相関係数は，男性での値は女性よりも相対的に高かった。なぜ，このような性差が生じるのであろうか。

　この理由は，男性にとってHIV感染症は身近であること，さらに，HIV陽性者へ抱く態度が，男性は女性よりも否定的であること（飯田・いとう・井上，2010）が関与していると考えられる。厚生労働省エイズ動向委員会（2012）は，新規HIV感染事例における主な感染経路は性的接触であって，男性間での拡大は顕著である，と報告している。このことは周知の事実である。つまり，男性にとってのHIV感染は女性よりも身近である。さらに，男性にとって，HIVに感染することの意味は，次に示す理由により，対

人・社会関係あるいは，生活態度そのものに否定的な影響を与えるものとして認識されやすい，と考えられる。大澤・池上（2013）は，HIV 陽性者への否定的な態度が形成される背景として，感染原因にまつわるネガティブな情報と「エイズ」との間に連合が形成されやすい可能性を示している。さらに，Parker & Aggleton（2003）は，HIV/AIDS への偏見が形成される背景として，HIV/AIDS という言葉から連想される強い死のイメージに加え，同性愛といったセクシャリティに関わる偏見，違法薬物の使用といった社会的規範からの逸脱した者に対する偏見といった様々な要因が複合的に関与する，と述べている。つまり，HIV 感染とは，規範の逸脱の結果生じたものであるという認識がもたれやすい。このことは，男性にとって，HIV 感染への脅威を強める背景となると考えられる。

　ところで，男女ともに HIVSIS の「身体的脆弱性」と「恐怖感情」尺度の各得点との間で，弱い正の相関がみられた。HIV 感染想定時の自己の変容として，身体が脆弱になると予期するものほど恐怖感情が強かった。この理由としては，これまでの HIV/AIDS に関する情報接触によって生じたものと考えられる。実際に，高本・深田（2008）は，口コミ（「口コミを通して見聞きしたことがある」）による学習が，HIV 感染症への恐怖感情の形成に直接的に関与していることを実証的に示した。日本では，1980 年代，HIV/AIDS をめぐって様々な報道がなされたことで，「エイズパニック」という社会現象が生まれ，HIV/AIDS に関する様々な言説が形成された。例えば，新ヶ江（2006）は，HIV/AIDS をめぐる「男性同性愛者」についての言説の影響を次のように述べている。「アメリカから伝えられたきたエイズをめぐる科学的な最新情報，WHO（World Health Organization, 精神保健機関）の発表した世界のエイズ流行と疫学データ，HIV 感染予防の「正しい」知識，エイズ患者のカポジ肉腫の写真と死にゆく人々の声，これらすべてが不安を掻き立て，日本に住んでいた「男性同性愛者」たちは些細な身体的変化の中にエイズを読み込もうとしたのであった（pp207-208）」。このような言説は，「男

性同性愛者」だけではなく,「異性愛者」とっても, HIV 感染想定時に「自身の身体的変化」にエイズを読み込もうとすることは想像に難くない。

　以上のことから, HIV/AIDS についての教育的介入をする際には, HIV 感染経路に関わる断片的な知識だけではなく, 教育内容が HIV 陽性者の偏見や差別感情を助長させる可能性があることを念頭に置いて, 広く同性愛者の存在や, 彼らを取り巻く心理社会的な問題の存在, あるいは, HIV 陽性者にとっての他者との関係の実際, あるいは, 身体的症状, 治療等に関する知識など, HIV/AIDS に関わる様々な情報を複合的に同時に伝えていく必要がある, と言える。

ⅱ　エイズ相談実行への利益性認知と障がい性認知

　本研究では, 相談行動の利益・コスト尺度改訂版（永井・新井, 2008）をエイズ相談場面に適用させて, 改めて因子構造の検討・信頼性の検討とエイズ相談意図との関連を検討した。

　信頼性分析の結果は, クロンバックのα係数として, .72から.89の範囲であった。一部の因子でやや低い数値はあるが許容範囲と考えられる。原版が対象とした中学生ではなく, 大学生・専門学校生の年齢層を対象としたにもかかわらず比較的安定した結果であったことは, 本尺度は内定一貫性の観点から信頼性を十分に備えたものであると考えられる。

　因子分析の結果, 各因子に含まれる項目を見ると, 原版の尺度における相談実行の利益とコストの因子として構造的には同様の結果が得られた。ただし, 原版の尺度で「ポジティブな結果（相談実行の利益）」因子を構成していた項目が, 本研究では,「情報的サポートの獲得」と「情緒的サポートの獲得」の2つに分かれた。この結果は, 本研究で測定した相談行動の悩みの設定が, HIV/AIDS に関する悩みという極めて具体的なものであることで生じたと考えられる。エイズ相談実行における利益とは, 極論すれば, HIV が「陽性」か「陰性」かを考える情報を獲得することにある。このことが一

次的な実行利益とするならば，専門家からの援助によって情緒的なサポートを得ることは二次的な実行利益となる。このような違いから，原版の尺度と同様の結果が得られなかったと考えられる。

　永井・新井（2008）は，原版の「ポジティブな結果」因子は，三浦・坂野（1996）のコーピング尺度の「サポート希求」因子と間で.44の正の相関，田村・石隈（2001）の被援助志向性尺度の「援助に対する欲求と態度」因子との間で.65の正の相関，「援助関係における抵抗感の低さ」因子との間で.35の正の相関があることを見出している。本研究における「情報的サポートの獲得」と「情緒的なサポート」因子は，原版の「ポジティブな結果」因子の項目から構成される。したがって，因子分析の結果が原版とは異なったとはいえ，本研究で測定する相談実行の利益は，その妥当性を大きく損なうものではないと考える。

　一方で，原版では相談回避の利益の因子として設定されていた「自助努力による充実感」については，本研究では見出せなかった。この結果は，原版では問題の種別を問わず悩み全般を尋ねたものであるが，本研究では，HIV/AIDSに関する悩みとして，専門家による援助なくしては解決しないものであるため，と考えられる。すなわち，HIV感染を疑ったり，AIDS発症を疑う事態においては，相談を回避することによる満足感，充実感は概念的に想定しづらいのである。

　以上から，「相談行動の利益とコスト尺度」をエイズ相談に適用させるには一定の限界はあることが示されたが，本尺度の信頼性・妥当性を大きく損なうものではなく，また，日本において相談実行の利益性認知や障がい性認知を測定できる尺度が存在しないことを踏まえると，本尺度とエイズ相談意図の関連について論じることは妥当と考えられた。

ⅲ　各専門家へのエイズ相談意図と各変数との関連

　本項では，これまでの議論に基づいて，電話相談機関，保健所，医療機関

第6章 健康信念モデルに基づく諸要因とエイズ相談意図との関連【研究5】　89

(医師) へのエイズ相談意図と健康信念モデルに基づいた各変数との関係を検証することを目的とする。はじめに，調査対象者における性行動の実態およびHIV/AIDSに関する知識について述べる。なぜならば，上記のことを検証するためには，対象者の背景について理解することが重要と考えるからである。そして，最後に，健康信念モデルに基づいたエイズ相談利用の規定要因として，罹患性認知や重大性認知，エイズ相談実行への利益性認知や障がい性認知に焦点を当て，エイズ相談意図との関連を検証する。

①**性行動調査の結果結果**

はじめに，性行動に関する質問票の結果である。本調査対象者における「セックスの経験」者数は，全体の42.6%であった。日本性教育協会 (2001) による青少年の性行動調査は，初交年齢の早期化，高校生，大学生における性交経験率の上昇を示している。本調査対象者は，関東および関西地方における8つの大学生・専門学校に通う学生であって，その年齢は，平均は19.72歳 ($SD=2.91$) である。調査方法は日本性教育協会とは異なるものの，性交経験率の高さは，HIV感染のリスク行為が生じやすいものとして捉える必要がある。実際に，本調査における性交経験者の10.2%が，初交時にコンドームを未使用であったこと，さらに，過去6カ月以内でのコンドームの使用頻度として，5点満点中4.16点 ($SD=1.41$) と高いとは言えない結果であった。性行動の活発な者ほどHIV感染の危険性が高いコンドームの未使用という無防備な性行動をとっていることが示唆された。

HIV感染の予防方法であるコンドーム使用・未使用の背景について理解するため，自由記述の各文を意味内容に基づいて分類した。その結果，コンドーム使用者の約9割が，コンドームの使用理由として「避妊」を目的としていた。さらに，性感染症やHIV感染症の予防を目的としたコンドームの使用は約4割である。HIV感染の一次予防の観点にたてば，性行為時のコンドームの使用は必須である。以上のことは，成人期初期にある若者を対象として，HIV/AIDSの予防的介入を行う際には，性行為時のコンドーム使

用は,避妊だけではなく,性感染症の予防等の意義もあることを強調して伝える必要があると言える。さらに,コンドーム未使用者の約2割が,「不所持」,「装着困難」を未使用の理由として挙げていた。このことから,介入時には,コンドームを配布したり,装着の仕方(実際の装着の仕方に加え,性行為のパートナーとの話し合い)について伝えていったり,といった工夫が必要と考えられた。

② HIV/AIDSの知識に関する結果

HIV/AIDSに関する知識については,正答数の平均点は16点満点中11.37 ($SD=3.38$) 点であった。各知識項目の正答率に着目すると,HIV感染予防のために不可欠な知識に対して誤解する者が一定数存在していた。例えば,「性行為時に男性が射精をする前に男性器を抜くことで,女性がHIVに感染すること防ぐことが出来る(正答率84.8%)」,「抗生物質を内服しているとHIVに感染しない(正答率60.9%)」,「コンドームと一緒にローション(ワセリンやベビーオイル)を使用することでHIVに感染する確率を下げられる(正答率53.9%)」,「成人がHIVに感染することを食い止めるワクチンがある(正答率39.1%)」である。これらの項目は全て誤答である。正しい知識の啓発は,HIV感染予防のための予防的介入を実施していく上で欠かすことのできないものであると考えられる。

③各専門家へのエイズ相談意図と諸変数との関連

男女別にみた各変数との関連は,.20以上の相関がみられたもののみ論じる。

はじめに,男性の結果である。電話相談や保健所へのエイズ相談意図と,HIVSISにおける「社会的隔絶」「親密性」との間で正の相関がみられた。この背景には,電話相談や保健所という相談機関の特徴が関与している可能性がある。なぜならば,これらの機関は,医療機関とは異なり,個人名,住所といった情報は必要とせずに利用可能であるからである。例えば,Raviv et al (2003) は,イスラエルで子どもの保護者を対象とした調査を行い,ス

クール・サイコロジストとプライベート・サイコロジストのどちらが，子どもに関することでの相談を求めやすいかを比較した。結果，スクール・サイコロジストの方が，プライベート・サイコロジストよりも，子どもの将来や親としての役割を否定されやすいと予期し，結果として相談を求めづらい，ということを示した。このように，相談を求めることでの結果に対する否定的な予期は，行動を抑制しやすく，この結果は，先行研究と一致した結果である。

さらに，電話相談や医師へのエイズ相談意図とHIV生起確率認知との間で正の関連がみられた。この背景としては，電話相談や医師といった相談機関は，個々人が感染を疑った際の行為別に，その感染可能性の情報を獲得ができるという共通点を持つ。感染可能性を強く認識している人は，その有無を判断するために，より個別の情報を得るため相談機関を選択しやすい可能性がある。また，医師については，HIV感染想定時の「不快感情」，「恐怖感情」との間にも有意な正の相関がみられた。医師は，直接的に，HIV感染に伴う否定的な感情をより緩和するための専門家として選択されやすい可能性がある。

次に，女性の結果である。女性では，男性と比べ，各専門家へのエイズ相談意図との間で有意な関連が見いだされたものは少なかった。

電話相談へのエイズ相談意図とHIVSISの「親密性」との間で正の相関がみられた。電話相談は，個人の匿名性が完全に保証された相談先である。したがって，自身がHIV感染を疑っていたり，あるいは，HIV感染にかかわるリスク行為（コンドーム未使用でのセックス）の経験があったりすることを，他者に暴露される可能性が全く無い専門家が選択されやすい可能性が考えられる。

保健所へのエイズ相談意図とHIVSISの「身体的脆弱性」との間で正の相関がみられた。保健所でのエイズ相談は，自身の感染の有無の情報を速やかに明らかにできる機関である。HIV感染後の身体の変容を否定的に捉えて

いるほど，まずは，感染の有無のみを明らかにすることを目的として，保健所を選択しやすい可能性がある。以上のことを踏まえると，HIV/AIDS に関する予防的介入時，保健所は，疾患や治療に関して正確な情報を獲得（啓発）出来る機関であることを強調することで，相談が促進されやすい可能性がある。

医師へのエイズ相談意図との相関では，エイズ相談実行への「利益性認知」の両因子との相関がみられた。このことから，予防的介入における実践場面では，医師の実際の診療内容あるいは擬似的な診療場面といったサポート提供のポジティブな場面を，擬似的に体験させたり，示したりすることで，エイズ相談の利用を促進する可能性がある。

以上，限定的ではあるが，健康信念モデルに基づいた知見（Moges & Amberbir, 2011; Kabiru et al, 2011; Vermeer et al, 2009; de Paoli et al, 2004; Sass et al, 1995）と本研究の結果は一致していた。さらに，性別によって，エイズ相談利用の規定要因が異なる可能性は，Zak-Place et al（2004）においても同様の指摘がある。

いずれにしても，これらの結果は，エイズ相談利用促進のためには，性別と専門機関の特徴に応じた介入策を検討することが有効である可能性を示すものである。

例えば，本調査結果は，男性には，HIV 感染症の認知的側面を強調した介入法が有効である可能性がある。例えば，偏見や差別の存在といった HIV 陽性者を取り巻く社会的な状況や，HIV 感染症を感染可能性の高い身近な疾患として周知することが有効な可能性がある。これは，木村（1995）の議論と同様にして，HIV 感染症に対する防衛的な動機の形成を強めることで，エイズ相談を促進させることにつながる。さらに男性には，電話相談機関や医療機関での相談が，検査だけではなく，個々人のケースに応じた対応が可能であることを強調したメッセージが有効かもしれない。

一方で，女性に対しては，エイズ相談実行への利益性認知を強調するよう

介入法が有効な可能性がある。この視点については，Door et al（1999）やApanovitch et al（2003）でも同様の指摘がある。Apanovitch et al（2003）は，北米における低収入層に属する女性に対して，エイズ相談の利用を促進するためにコミュニティ規模での介入研究を行っている。この研究では，プロスペクト理論（prospect theory）に基づいて，エイズ相談を実行した際，実行しなかった際の「利益性認知」と「障がい性認知」の2×2の教育的メッセージを提供することによって，どの群がエイズ相談に促進的な影響を及ぼしたのかを検討している。この研究では，健康信念モデルでは「HIV感染症の信念」成分にあたる「問題の知覚」についても扱っている。介入から6カ月後での評価の結果，「問題の知覚」が強い人ほど，すなわち，自分が感染している可能性が高いと感じている人（生起確率認知）に対しては，エイズ相談を実行することでの「利益性認知」を強調することが有効という結果を得ている。具体的な実践としては，例えば，検査や治療に対する見通しに関する「情報的なサポート」や，医師の親身な対応や，場合によっては，派遣カウンセリング制度の紹介や院内の常駐カウンセラーの存在を知らせたり，といった情緒的なサポート提供が可能であることを強調したりすることが，有効な可能性がある。

　最後に，男女に共通した取り組みとして，電話相談の利用促進時には，個人の氏名や住所或いは電話番号といった個人情報が守られる，ことを強調することが考えられよう。保健所の利用促進時には，HIVの感染有無や疾患や治療に関しての正確な情報がえられる機関であることを強調したメッセージが有効な可能性がある。また，医師の利用促進時には，個々人のケースに応じた相談対応が可能であることを強調することが有効な可能性がある。

　一方で，この知見に限界はある。すなわち，今回，本調査対象者のうち，HIV感染のリスク可能性がある行為を行った女性は10名に満たない数である。統計学的に様々な交絡因子を統制した上で関連を論じることは困難である。今後，対象者を増やして，より詳細に検証していく必要がある。

iv 「HIV感染症の信念」及びエイズ相談実行への「利益性認知と障がい性認知」の影響を及ぼす要因について

前節では，エイズ相談を促進するための介入方法を検討するために，健康信念モデルにおいて，エイズ相談意図との間で直接的な関連があると予測された「HIV感染症の信念」及び「エイズ相談の利益性認知と障がい性認知」について論じてきた。本節では，間接的にエイズ相談意図に影響を及ぼしていると想定される変数について論じる。

仮説5を相関分析によって検証した。結果，HIVSISの「生活態度変容」得点と「最近のセックスでのコンドームの使用」，「過去六カ月内でのセックスの際のコンドームの使用の程度」との間で負の相関を認めた。HIVSISの「生活程度変容」は，第4章での検討から，友人からの知覚されたソーシャル・サポート及び一般的セルフフィカシーとの間で正の相関を認め，人の健康的な側面を捉えた指標である。一方で，リスク因子としてなり得ることを考えると，今後，さらなる検討が必要であると言える。このことは，HIV陽性者にとっても，ソーシャル・サポートや一般的セルフ・エフィカシーが，アドヒアランスの維持や精神的安寧を維持する上での重要な要因である（Remien & Mellins, 2008）ことも踏まえると，重要と考えられる。さいごに，エイズ相談実行への「利益性認知」と「障がい性認知」の観点からは，男性においては，「否定的応答」，「秘密漏洩」といった「障がい性認知」と「コンドーム使用意図」との間で負の相関，「情緒的サポートの獲得」と「性行動の経験」との間で正の相関がみられた。これは，HIV感染に伴うリスク行為は，自発的に生じたものとして認知している傾向が強いので，処罰性を高く見積もったとも考えられる。

6-5 本研究の限界と課題

本研究で得られた知見には，2つの限界がある。第1に，エイズ相談実行への「利益性認知」と「障がい性認知」の測定についてである。本研究では，

エイズ相談の利益性認知と障がい性認知を尋ねる上で，専門家を限定せずに変数間の関連を検討した。このため，各専門家への「エイズ相談意図」との間については限定的な関連しか見いだせなかった。一般的に，何らかの問題で援助を求める者は，他の問題でも援助を求めやすい（Fallon & Blowes, 1999）とされているが，これまで述べてきたように，専門家の特徴の違いによって，その関連の程度は異なる可能性がある。このため，各専門家を限定して尋ねた利益性認知と障がい性認知を測定していく必要があるだろう。第2に，本研究では，エイズ相談意図と各要因との関連を論じるうえでは，時系列として横断的な調査であることが課題として挙げられる。横断的であるがゆえに，要因間の関連性を論じる上では，因果関係は定かではなく，検討は不十分である。今回の分析によって示された可能性を踏まえ，今後さらに検討していく必要があるだろう。第3に，本研究で測定したエイズ相談意図は，あくまで「意図」を測定したものであって，エイズ相談利用そのものではない。したがって，本研究での知見が実際にはどの程度行動を予測するかについては，さらなる検証が必要である。

　このような限界はあるものの，本部における各研究は，健康信念モデルに基づいてエイズ相談意図と規定要因を検討したものであって，①エイズ相談利用促進時の実証的な介入策検討のための指標（尺度）開発，②性差や専門機関別に見たエイズ相談利用促進策の検討という意味で，有意義といえよう。

第3部　健康信念モデルに基づいた指標の
　　　　有効性の検討：予防的介入の効果測定の試み

はじめに

　第2部では，健康信念モデルに基づいたエイズ相談意図の規定要因に焦点を当てて，エイズ相談利用促進を意図した介入を，実証的に行うための指標（尺度）を開発した。さらに，エイズ相談意図との関連を検証したところ，エイズ相談意図と，「HIV感染症の信念」やエイズ相談実行への「利益性認知」との間での関連が認められた。

　第2部の結果をまとめると，エイズ相談の利用を促進するためには，相談行動の「利益性認知」を上げるとともに，「HIV感染症の信念」の一つである「HIV感染想定時の自己イメージ」に働きかけていく必要があると言える。

　第3部では，第2部で作成した各指標が，実際に，予防的介入効果を測定する指標として適切かどうかについて検証する。

第7章　DVD視聴覚教材視聴前後の健康信念モデルに基づいた指標の変化【研究6】

はじめに

本章では，日本で検討されることが少なかった，エイズ相談利用促進に資する予防的介入を行うために，前章までに作成した各指標が，実際に，介入効果を測定する指標として有効かどうかを検討する。

第2部までの調査によって，エイズ相談の利用を促進するための予防的介入の効果を検証可能とする指標が開発された。そして，エイズ相談意図との間で関連があると考えられた，いくつかの指標が抽出された。

とりわけ，男性において，電話相談や保健所へのエイズ相談が，「HIV感染症の信念」に働きかけることで促進される可能性，一方，女性において，医師へのエイズ相談については，エイズ相談を実行することでの「利益性認知」に働きかけることで促進される可能性が示唆された。第3部第7章では，青年の予防的介入において有効と考えられている視聴覚教材（DVD）を用い，視聴前後での各指標の変化を測定する。

7-1　方　法

i　参加者

5つの首都圏内の四年制私立大学の文科系・理科系の大学生，及び三年制専門学校生が参加した。男性は47名（平均年齢19.81歳（$SD=1.14$），女性は98名（平均年齢19.78歳（$SD=3.28$）の計145名である。実験は各大学・専門学校の教室を借りて，一斉に行われた。実験実施1回あたりの参加者は，16名～42名であった。各校の心理学授業前後の時間を利用して参加者を募集した。募集時，配布した質問紙を郵送で返送した者，あるいは募集1週間後の実験

当日，記入済みの質問紙を持参した者が参加した。

ii　視聴覚教材の概要

　教材選定では，①青年を対象に，②市販され，③エイズ教育に欠かせない2つの内容を含んだもの，を基準とした。2つの内容とは，第1にHIV/AIDSの治療，感染経路，流行状況，予防方法に関する最新の科学的知識（感染予防教育），第2にHIVが陽性であることで，実際にどのように過ごし，どのような心情で過ごしているかを当事者が述べるという生活的知識（共生教育）である。この基準に合致し，2012年3月の時点で，HIV/AIDSの予防啓発を扱った視聴覚教材として，アマゾンジャパンが運営するインターネットサイトで最上位の売り上げであった，ケーシーズ（現 十勝毎日新聞社メディア局）（2006）のDVD教材『HIV/エイズって何？』を使用した。本教材は，3部構成となっており，HIV/AIDSの現状や感染のしくみといったHIVに関する医学的知識を扱った教材である「1．感染のしくみ編」と，HIV/AIDSをとりまく国際的な社会環境や，ボランティア施設の実際の活動や，陽性者や支援者へのインタビューといった「2．HIVと共に生きて編」と「Q＆A編」から構成される。本研究では，「2．HIVと共に生きて編」のうち，①HIV/AIDSの科学的知識を扱った教材（HIV/エイズとは？（約20分）），②HIV/AIDSについての生活的な知識を扱った教材（陽性者2名のインタビュー映像（約20分））とした。実験は各大学・専門学校の教室を借りて，一斉に行われた。

iii　介入群・統制群への手続き

　実験の設定上，実験条件別に研究参加者を無作為に分けることが困難であったため，各講義単位で分けた。結果，HIV/AIDSについての科学的知識を扱ったDVDを視聴する65名（男26名，女39名：以下，「知識群」とする），HIV/AIDSについての生活的知識を扱ったDVDを視聴する40名（男10名，

女30名：以下，「当事者群」とする）が介入群となり，四年制私立大学1校の講義を受講する大学生40名（男11名，女29名：以下，「統制群」とする）となった。

①介入群

調査開始前に，参加者に対して調査の概要と調査協力が協力者の自由意志によることを説明した。プリテスト（質問紙）は郵送もしくは回収箱で回収され，その提出をしたことで参加同意とみなした。プリテスト（質問紙）を実施してから1週間後から2週間後に，各大学・専門学校の教室で参加者一斉にDVDを視聴した。DVD視聴直後にポストテスト（質問紙）を配布し，郵送もしくは一週間後の回収箱で回収した。さらに，DVD視聴の4週間後にフォローアップテスト（質問紙）を実施した。

介入群は，2つの群に分かれている。すなわち，HIV/AIDSの科学的知識についての映像が収録されたDVDを視聴する群（知識群）と，HIV陽性者へのインタビュー映像（生活的知識）が収録されたDVDを視聴する群（当事者群）の2条件である。

②統制群

調査開始前に，参加者に対して調査の概要と調査協力が協力者の自由意思によることを説明した。介入群と同時期に，プリテスト，ポストテスト，フォローアップテストを実施した。プリテストからフォローアップテストまでの期間においては，DVDは視聴せず，フォローアップテスト終了後に希望者にのみ実施した。

③参加者のDVD視聴前後及びフォローアップテスト時の照合方法

参加者の匿名性を保ちつつ，プリテスト，ポストテスト，フォローアップテストの結果のリンケージを可能にするために，吉嶺ら（2006）を参考に考案したランダムシール法を用いた。これは，ある番号のついた4枚つづりの個人シールの入った茶封筒をランダムに割り付け，対象者だけがその番号を知り，プレテスト，ポストテスト，フォローアップテストのアンケートの所定の場所にそれぞれ1枚を張り付けるという方法である（4枚のうち1枚は予

備)。未使用のシールは，いつも持ち歩いているペンケースやバインダーなどに貼り付けてもらうとともに，失くさないように指示した。また，シール紛失時の対処として，シールの貼付場所の近くに，本人しかわからない任意のパスワード6桁の記号・番号を記載してもらった。

実験当日は，実験参加者に対して，紙面にて，介入研究に関するインフォームド・コンセントをとり，必要時に1回のエイズ相談を受けることが可能であることを伝えた。知識群及び当事者群は別室でDVDを視聴した。

4週間後のフォローアップテストは，プレテストと同様の手続きで，質問紙を大学講義終了後に配布して，1週間後に回収箱での回収もしくは，切手貼付済みの封筒を用いて郵送で回収した。回収の際は，本人しかわからない6桁の番号の記載及び「個人シール」を貼ってもらい，これまでのテストとの照合を可能にした。

ⅵ 調査内容

①フェイス項目

性別，年齢，学年について回答を求めた。

②HIV自己イメージ尺度

第3章で作成したHIV自己イメージ尺度（HIVSIS）を使用した。各項目に該当する程度について7件法（「1. 全くそう思わない」,「2. ほとんどそう思わない」,「3. どちらかといえばそう思わない」,「4. どちらともいえない」,「5. どちらかといえばそう思う」,「6. かなりそう思う」,「7. 非常にそう思う」）で回答させた。下位尺度として「社会的隔絶（5項目）」,「身体的脆弱性（4項目）」,「生活態度変容（3項目）」,「親密性（3項目）」の4因子15項目から構成される。各尺度の得点が高いほど，各下位尺度で測定される概念の程度が強いことを示す。分析には，各因子を構成する項目の平均点を使用した。

③HIV/AIDSに関する知識尺度

Carey & Schroder（2002）の作成したHIV-KQ18を，日本語訳した尺度で

ある。「各項目に対して，記載された内容が正しいと思えば「1」に，誤っていると思えば「2」，わからないと思えば「3」に○をつけてください」として回答を求めた。本調査では，飯田ら（2012）と同様にして，「3．わからない」と回答した項目は誤答とした。知識の得点に関しては，各項目の正答に1点を与え，誤答に0点を与えた。得点が高いほど，HIV/AIDSに関する知識が高いことを示す。

④HIV感染症の「罹患性認知」

木村（1996）のHIV感染症の生起確率認知を尋ねる項目を用いた。「1．自分自身がヒト免疫不全ウィルスに感染する可能性は全くない（逆転項目）」，「2．ヒト免疫不全ウィルスやエイズは，自分とは関係のない特定の集団のみ関係がある病気である（逆転項目）」と2項目ついて，5件法（「4.非常にそう思う」，「3．すこしそう思う」，「2．あまりそう思わない」，「1．まったくそう思わない」）で評定させた。分析には，2項目の項目平均点を使用した。

⑤エイズ相談実行への利益性認知と障がい性認知

永井・新井（2008）の相談行動の利益・コスト尺度改訂版を本研究用に改定して使用した。26項目5件法で尋ねた尺度である。同尺度を用いた大学生・専門学校生を対象とした質問紙調査での因子分析の結果（第6章）から，エイズ相談実行の利益性認知を測定する「情報的サポートの獲得」，「情緒的サポートの獲得」の2因子と，障がい性認知を測定する「否定的応答」，「秘密漏洩」，「自己評価の低下」の3因子がみられている。それぞれの因子の得点が高いほど，それぞれの項目で測定される概念の程度が強いことを示す。本研究では各因子を構成する項目の平均点を算出して使用した。

⑥HIVに感染することの恐怖感情

HIVに感染することを想定した際の恐怖感情を測定するために，原岡（1970）の恐怖感情を測定する気分形容詞13項目を用いて，対象者は各項目について「絶対ちがう」（1点），「たぶんちがう」（2点），「たぶんそうだ」（3点），「非常に感じる」（4点）までの4段階尺度で回答させた。同尺度を

用いた大学生・専門学校生を対象とした質問紙調査での因子分析の結果（第6章）に基づいて，「不快感（6項目）」「不安感・恐怖感（7項目）」の得点を用いた。各得点が高いほど，それぞれの項目で測定される恐怖感情が強いことを示す。

⑦性行動に関する質問項目

吉嶺ら（2006）を参考に，コンドーム使用意思について「1．まったく使わないと思う」，「2．あまり使わないと思う」，「3．ときどき使うと思う」，「4．よく使うと思う」，「5．いつも使うと思う」の5件法で尋ねた。

⑧エイズ相談意図

コンドーム未使用状況下での5つの架空事例（①発熱時，②同時期に不特定他者との性関係，③性的関係をもった相手が性感染症に罹患，④性的関係をもった相手がHIVに感染，⑤知人にHIV感染が判明）に対して，電話相談，保健所，医師の3つの専門家へのエイズ相談意図を尋ねた。各項目について，「5．相談すると思う」，「4．少し相談すると思う」，「3．どちらとも言えない」，「2．あまり相談しないと思う」，「1．相談しないと思う」で回答させた。得点が高いほど，各専門家へのエイズ相談意図が高いことを示す。

⑨HIV抗体検査受検及びエイズ相談利用の経験の有無

プリテストとフォローアップテストの際に，HIV抗体検査の受検経験及びエイズ相談利用経験の有無を尋ねた。

Ⅴ 倫理的配慮

教材は，一般向けに作成されたものである。そのため，参加者がDVDを視聴することによって精神的に不安定になる可能性は低いと考えられる。しかし，万が一，DVD視聴によって精神的に不安定になった場合は，HIV/AIDS医療における心理臨床を専従として勤務していた経験のある者が，相談を受けることが可能なことを伝えた。また，研究終了後，統制群の希望者が介入群に使用したDVD視聴できるようにするために，次の配慮を行った。

第7章　DVD視聴覚教材視聴前後の健康信念モデルに基づいた指標の変化【研究6】

すなわち，調査終了後に，希望者に対してはDVD教材を再放映が可能であることを伝えた。すべての参加者には，謝礼として，図書カード1000円を渡した。

7-2　結　果

i　基本統計量の作成

実験参加者は，当事者群は40名（男10，女30），知識群65名（男26，女39），統制群40名（男11，女29）であった。まず，DVD視聴前後の男女別の専門家へのエイズ相談意図及び各種指標の基本統計量を示した（Table 20, Table 21）。介入後4週間後に，フォローアップ調査に応じ2回目の調査とリンゲージが可能であったものは，当事者群2名，統制群28名，知識群4名であった。また，本研究で，健康信念モデルに基づいた指標として「HIV感染症の信念」の得点をえるために，HIV自己イメージ尺度の下位4因子及び尺度全体の項目平均点に「生起確率認知」の得点を乗して，「HIV感染症の信念」得点を算出した。すなわち，「社会的隔絶にかかわる信念」，「身体的脆弱性にかかわる信念」，「生活態度変容にかかわる信念」，「親密性にかかわる信念」，「自己イメージにかかわる信念」である。

ii　DVD視聴後の各指標の変化

実験の設定上，実験条件別に研究参加者を無作為に分けることが困難であったので，分析ではDVD視聴前の測定値を共変量として，実験条件及び性別がDVD視聴後の各尺度の得点に及ぼす影響を，共分散分析を用いて検討した（Table 22, Table 23）。

分析の結果，交互作用は，いずれの変数においてもみられなかった。介入条件の主効果が，「保健所へのエイズ相談意図（$F(2, 138)=3.10, p<.05$）」，「医師へのエイズ相談意図（$F(2, 138)=3.34, p<.05$）」，「社会的隔絶（$F=(2, 138)=5.42, p<.01$）」，「親密性（$F(2, 138)=3.35, p<.05$）」，「HIV/AIDSに関

Table 20 知識群，統制群，当事者における各専門家へのエイズ相談

		知識群					
		男 (10名)		女 (30名)		全体 (40名)	
		M	SD	M	SD	M	SD
電話相談へのエイズ相談意図	視聴前	3.98	(0.91)	4.06	(0.89)	4.04	(0.88)
	視聴後	4.26	(0.81)	4.27	(0.89)	4.27	(0.86)
保健所へのエイズ相談意図	視聴前	3.66	(1.14)	4.04	(0.96)	3.95	(1.00)
	視聴後	4.00	(1.02)	4.24	(0.93)	4.18	(0.95)
医師へのエイズ相談意図	視聴前	3.48	(1.35)	3.79	(1.00)	3.72	(1.09)
	視聴後	3.72	(1.26)	4.01	(0.77)	3.94	(0.90)
社会的隔絶	視聴前	3.60	(1.64)	4.35	(1.41)	4.17	(1.48)
	視聴後	3.18	(1.14)	3.88	(1.47)	3.71	(1.42)
身体的脆弱性	視聴前	4.35	(1.29)	5.11	(1.11)	4.92	(1.19)
	視聴後	4.23	(1.72)	4.75	(1.08)	4.62	(1.27)
生活態度変容	視聴前	5.10	(1.17)	5.52	(0.88)	5.42	(0.96)
	視聴後	5.10	(1.34)	5.79	(0.93)	5.62	(1.07)
親密性	視聴前	4.73	(1.76)	5.77	(1.18)	5.51	(1.40)
	視聴後	4.40	(1.57)	5.08	(1.25)	4.91	(1.35)
HIV 感染の生起確率認知	視聴前	2.90	(0.70)	3.27	(0.61)	3.18	(0.65)
	視聴後	3.10	(0.81)	3.35	(0.60)	3.29	(0.66)
社会的隔絶×HIV 感染の生起確率認知	視聴前	10.80	(6.80)	14.15	(5.56)	13.31	(5.98)
	視聴後	9.47	(3.76)	12.99	(5.77)	12.11	(5.51)
身体的脆弱性×HIV 感染の生起確率認知	視聴前	12.38	(3.92)	16.83	(5.51)	15.72	(5.48)
	視聴後	12.80	(5.61)	16.04	(5.25)	15.23	(5.45)
生活態度変容×HIV 感染の生起確率認知	視聴前	14.78	(5.62)	17.99	(4.45)	17.19	(4.90)
	視聴後	15.83	(6.47)	19.47	(4.97)	18.56	(5.53)
親密性×HIV 感染の生起確率認知	視聴前	13.70	(6.54)	18.79	(5.31)	17.52	(5.99)
	視聴後	13.01	(4.43)	17.09	(5.39)	16.08	(5.42)

意図及び「HIV 感染症の信念」の平均点と標準偏差

	統制群						当事者群					
	男 (11名)		女 (29名)		全体 (40名)		男 (26名)		女 (39名)		全体 (65名)	
	M	SD	M	SD	M	SD	M	SD	M	SD	M	SD
	3.60	(0.95)	3.63	(0.94)	3.62	(0.93)	3.67	(0.93)	3.72	(1.15)	3.70	(1.06)
	3.95	(0.62)	3.81	(0.70)	3.85	(0.67)	4.05	(0.81)	4.06	(1.10)	4.06	(0.99)
	3.71	(0.45)	3.58	(0.92)	3.61	(0.82)	3.62	(0.81)	3.67	(1.03)	3.65	(0.94)
	3.56	(0.87)	3.80	(0.77)	3.74	(0.79)	3.89	(0.94)	4.15	(0.83)	4.05	(0.88)
	2.91	(1.13)	3.39	(0.95)	3.26	(1.01)	3.13	(1.01)	3.34	(0.93)	3.26	(0.96)
	2.95	(0.98)	3.36	(0.94)	3.25	(0.96)	3.59	(1.07)	3.62	(1.26)	3.61	(1.18)
	3.78	(1.46)	4.25	(1.31)	4.12	(1.35)	3.79	(1.46)	4.25	(1.30)	4.07	(1.37)
	4.27	(1.44)	4.49	(1.38)	4.43	(1.38)	4.02	(1.30)	3.94	(1.45)	3.97	(1.38)
	5.16	(0.80)	4.59	(1.42)	4.75	(1.30)	4.66	(1.12)	4.86	(1.17)	4.78	(1.15)
	5.27	(0.83)	4.96	(1.33)	5.04	(1.21)	4.56	(1.15)	4.65	(1.42)	4.61	(1.31)
	5.48	(0.72)	5.18	(1.18)	5.27	(1.08)	5.09	(1.60)	4.93	(1.17)	4.99	(1.35)
	5.67	(0.73)	5.13	(1.16)	5.28	(1.08)	5.26	(1.40)	4.79	(1.27)	4.98	(1.33)
	5.00	(1.32)	5.66	(1.42)	5.48	(1.41)	5.13	(1.34)	5.35	(1.30)	5.26	(1.31)
	5.27	(1.11)	5.61	(1.36)	5.52	(1.29)	5.01	(1.35)	4.91	(1.42)	4.95	(1.38)
	2.77	(0.72)	2.97	(0.72)	2.91	(0.72)	2.90	(0.70)	3.27	(0.61)	3.18	(0.65)
	2.73	(0.56)	2.79	(0.59)	2.78	(0.58)	3.10	(0.81)	3.35	(0.60)	3.29	(0.66)
	10.71	(5.49)	12.44	(4.99)	11.97	(5.12)	10.64	(5.58)	12.74	(4.73)	11.90	(5.15)
	11.84	(5.28)	12.66	(4.97)	12.43	(5.00)	11.37	(5.30)	11.55	(4.82)	11.48	(4.98)
	14.51	(5.12)	13.83	(5.66)	14.02	(5.46)	13.16	(5.27)	14.73	(5.34)	14.10	(5.33)
	14.44	(4.07)	13.75	(4.41)	13.94	(4.28)	12.58	(3.75)	13.59	(4.98)	13.19	(4.52)
	15.38	(5.43)	15.52	(5.67)	15.48	(5.53)	14.37	(6.39)	14.65	(4.08)	14.54	(5.09)
	15.61	(4.80)	14.29	(4.27)	14.65	(4.40)	14.71	(5.24)	14.65	(5.97)	14.67	(5.65)
	13.65	(4.57)	16.71	(5.89)	15.87	(5.67)	14.44	(5.81)	16.12	(4.94)	15.45	(5.32)
	14.41	(4.17)	15.56	(5.03)	15.24	(4.78)	14.00	(5.30)	14.42	(5.22)	14.25	(5.21)

Table 21　エイズ相談実行への「利益性認知」と

		知識群					
		男（10名）		女（30名）		全体（40名）	
		M	SD	M	SD	M	SD
否定的応答	視聴前	2.28	(0.52)	2.13	(0.66)	2.17	(0.62)
	視聴後	2.18	(0.74)	1.93	(0.72)	1.99	(0.72)
秘密漏洩	視聴前	2.70	(0.71)	2.84	(1.03)	2.81	(0.96)
	視聴後	2.50	(0.86)	2.56	(1.07)	2.54	(1.01)
情報的サポートの獲得	視聴前	3.38	(0.52)	3.48	(0.80)	3.46	(0.73)
	視聴後	3.85	(0.63)	3.66	(0.94)	3.71	(0.87)
自己評価の低下	視聴前	2.70	(0.66)	2.54	(0.86)	2.58	(0.81)
	視聴後	2.67	(0.77)	2.29	(1.10)	2.38	(1.03)
情緒的サポートの獲得	視聴前	3.93	(0.50)	3.76	(0.60)	3.80	(0.58)
	視聴後	4.00	(0.60)	4.01	(0.64)	4.01	(0.62)
コンドーム使用意図	視聴前	4.70	(0.48)	4.35	(0.96)	4.44	(0.87)
	視聴後	4.70	(0.48)	4.43	(0.77)	4.50	(0.72)
HIV/AIDS に関する知識	視聴前	10.20	(2.44)	10.77	(3.08)	10.63	(2.91)
	視聴後	10.30	(2.50)	10.63	(3.06)	10.55	(2.90)
不快感	視聴前	2.54	(0.69)	3.19	(0.60)	3.03	(0.68)
	視聴後	2.73	(0.83)	2.88	(0.65)	2.84	(0.69)
不安感	視聴前	3.38	(0.54)	3.62	(0.38)	3.56	(0.43)
	視聴後	3.07	(0.73)	3.44	(0.40)	3.35	(0.52)
脅威感情	視聴前	2.93	(0.58)	3.39	(0.46)	3.27	(0.52)
	視聴後	2.88	(0.73)	3.14	(0.47)	3.08	(0.55)

する知識（$F(2, 138) = 9.64, p < .01$）」，「情緒的サポートの獲得（$F(2, 138) = 3.21, p < .05$）」がみられた。また，介入条件の有意傾向の主効果として，「身体的脆弱性（$F(2, 138) = 2.99, p = .05$）」，「生活態度変容に関わる信念（$F(2, 138) = 2.37, p = .10$）でみられた。性別は，有意傾向の主効果が，知識のみ（$F(1, 138) = 3.29, p = .07$）に認められた。

　以上の結果に基づいて，実験条件あるいは性別で主効果のあった変数についてのみ，多重比較を行った結果を記載する（有意傾向のある結果を除いて，すべて $p < .05$）。

「障がい性認知」,及び各種指標の平均値と標準偏差

	統制群						当事者群					
	男(11名)		女(29名)		全体(40名)		男(26名)		女(39名)		全体(65名)	
	M	SD	M	SD	M	SD	M	SD	M	SD	M	SD
	2.25	(0.72)	1.93	(0.62)	2.02	(0.66)	2.15	(0.68)	2.15	(0.74)	2.15	(0.71)
	2.27	(0.68)	2.02	(0.57)	2.09	(0.60)	2.16	(0.75)	2.06	(0.73)	2.10	(0.74)
	2.42	(1.15)	2.11	(0.86)	2.20	(0.94)	2.54	(0.87)	2.55	(0.99)	2.54	(0.94)
	2.45	(0.75)	2.15	(0.88)	2.23	(0.85)	2.32	(0.95)	2.29	(1.14)	2.30	(1.06)
	3.68	(0.64)	3.65	(0.69)	3.66	(0.67)	3.42	(0.61)	3.49	(0.60)	3.47	(0.60)
	3.59	(0.46)	3.59	(0.68)	3.59	(0.62)	3.50	(0.76)	3.44	(0.57)	3.46	(0.65)
	2.58	(0.97)	2.24	(0.89)	2.33	(0.91)	2.47	(0.85)	2.58	(0.95)	2.54	(0.90)
	2.64	(0.95)	2.29	(1.04)	2.38	(1.02)	2.54	(1.03)	2.34	(0.99)	2.42	(1.00)
	3.89	(0.53)	3.80	(0.62)	3.83	(0.59)	3.80	(0.59)	3.79	(0.65)	3.79	(0.62)
	3.84	(0.42)	3.84	(0.66)	3.84	(0.60)	3.92	(0.56)	3.82	(0.66)	3.86	(0.62)
	4.36	(1.03)	4.66	(0.66)	4.58	(0.77)	4.38	(0.98)	4.54	(0.38)	4.48	(0.81)
	4.45	(0.69)	4.62	(0.73)	4.58	(0.71)	4.35	(1.13)	4.72	(0.46)	4.57	(0.81)
	11.36	(3.75)	9.76	(2.69)	10.20	(3.06)	11.23	(1.56)	10.08	(2.79)	10.54	(2.43)
	12.36	(2.25)	9.62	(2.83)	10.38	(2.93)	13.00	(1.85)	11.56	(2.96)	12.14	(2.66)
	2.75	(0.95)	3.19	(0.56)	3.07	(0.70)	2.93	(0.78)	2.87	(0.68)	2.89	(0.72)
	2.77	(0.84)	3.10	(0.58)	3.01	(0.66)	2.84	(0.86)	2.79	(0.74)	2.81	(0.79)
	3.33	(0.73)	3.71	(0.35)	3.61	(0.51)	3.42	(0.53)	3.39	(0.42)	3.40	(0.47)
	3.30	(0.38)	3.57	(0.47)	3.50	(0.46)	3.40	(0.49)	3.25	(0.57)	3.31	(0.54)
	3.02	(0.82)	3.43	(0.42)	3.32	(0.57)	3.15	(0.61)	3.11	(0.49)	3.13	(0.54)
	3.01	(0.69)	3.32	(0.43)	3.23	(0.52)	3.10	(0.67)	3.00	(0.63)	3.04	(0.64)

「保健所へのエイズ相談意図」においては,知識群が,統制群よりも有意傾向で得点が高くなっていた ($p = .06$)。「医師へのエイズ相談意図」においては,知識群が統制群よりも得点が高くなっていた。

「社会的隔絶」と「親密性」においては,当事者群が,統制群よりも有意に得点が低くなっていた。「身体的脆弱性」においては,当事者群が,統制群よりも,有意傾向で得点が低くなっていた ($p = .09$)。「HIV生起確率認知」では,当事者群が,統制群よりも得点が高くなっていた。「HIV/AIDSに関する知識」では,知識群の得点が,当事者群や統制群よりも高く,当事

Table 22 介入前の測定値を共変量とした，電話相談，医師，保健所へのエイズ相談意図の共分散分析

	性別 F	実験条件（3群）F	交互作用（性別×実験条件）F	多重比較
電話相談へのエイズ相談意図	0.08	0.61	0.01	
保健所へのエイズ相談意図	**3.09**†	**3.10***	0.59	知識＞統制群†
医師へのエイズ相談意図	0.17	**3.34***	0.58	知識＞統制群*

$N=145$（男47，女98）   *：$p<.05$，**：$p<.01$，†：$p<.10$

者群の得点が統制群よりも高かった。また，男性の「HIV/AIDSに関する知識」の得点が，女性よりも有意傾向で高かった（$p=.07$）。「情報的サポート」の獲得では，当事者群の得点が，知識群と比べ，有意傾向で得点が高くなっていた（$p=.05$）。

iii フォローアップ調査での得点変化

フォローアップ調査では，「知識群」及び「当事者群」ではサンプルサイズがそれぞれ順に，4名，2名で僅かな返却であった。そして，これらの群では性差及び実験条件を説明変数として各変数との関連を論じることは困難と考えられた。このため「統制群」のみ扱うことで，各指標の時間経過での変化を検討することとした。第1回目の調査から，2週間後の第2回目調査，さらに，その4週間後の調査でのそれぞれの各指標の値を変数として，反復測定の多変量分散分析を行った（Table 24）。その結果，性別及び測定時期の交互作用ならびに，それぞれの変数の主効果はみられなかった（性別：$F(20, 7)=1.32$, n.s., Plillai trace $=.79$, 測定時期：$F(40, 68)=1.27$, n.s., Pillai trace $=.86$）。

以上から，時間経過による各種指標による変化はなかった，と考えられる。

Table 23　介入前の測定値を共変量とした，各変数の共分散分析

	性別	実験条件（3群）	交互作用（性別×実験条件）	多重比較
	F	F	F	
社会的隔絶	0.66	5.42**	0.80	当事者＜統制群*
身体的脆弱性	0.03	2.99†	0.00	当事者＜統制群†
生活態度変容	0.36	0.71	2.16	
親密性	0.48	3.35*	0.15	当事者＜統制群*
HIV生起確率認知	0.14	3.05†	0.05	当事者＞統制群†
社会的隔絶×HIV生起確率認知	0.11	1.66	1.18	
身体的脆弱性×HIV生起確率認知	0.06	1.00	0.21	
生活態度変容×HIV生起確率認知	0.00	2.37†	0.91	
親密性×HIV生起確率認知	0.01	0.48	0.50	
否定的応答	1.69	0.74	0.06	
秘密漏洩	0.28	0.85	0.05	
情報的サポートの獲得	1.14	3.21*	0.34	当事者＞知識†
自己評価の低下	2.72	0.48	0.05	
情緒的サポートの獲得	0.15	0.95	0.61	
不快感	1.19	0.28	1.14	
不安・恐怖感	1.71	0.80	1.85	
恐怖感情	0.99	0.61	0.03	
HIV/AIDSに関する知識	3.29†	9.64**	0.80	知識＞当事者＞統制群*　男性＞女性†
コンドーム使用意図	0.48	0.02	1.04	

$N=145$（男47，女98）　　　*：$p<.05$，**：$p<.01$，†：$p<.10$

7-3　考　察

i　知識群における得点変化

「HIV感染症の信念」の変容を意図して，HIV/AIDSについての，感染経路，流行状況，治療，予防方法といった，包括的な知識の啓発を目的としたDVDを視聴した群において，保健所へのエイズ相談意図，医師へのエイズ

相談意図，といった得点の上昇がみられた。とりわけ，DVD 教材は医師へのエイズ相談意図を高める効果を持っていた。これは，調査対象者が，HIV/AIDS の確実な知識を獲得したことで，医師への相談意図が上昇したものと考えられる。この理由としては，本実験の指標からは，「HIV/AIDSに関する知識量」が増えたためと考えられる。

　「HIV/AIDS に関する知識」は，第 2 部の 6 章（研究 5）では，エイズ相談意図との間では相関がみられなかった変数である。また，「HIV 感染症の信念」の成分との関連も見られなかった変数である。本実験での「知識群」においては，「HIV/AIDS に関する知識」以外の指標の変化はみられなかった。このため，本書で得られたデータからでは，エイズ相談意図の得点が上昇した理由について，これ以上の考察材料を持たない。しかし，「HIV/AIDS に関する知識」を提供することでエイズ相談意図の得点を上昇させる効果があったことは，HIV/AIDS の予防教育を考えていく上で，重要な課題を提起している。「HIV/AIDS に関する知識」は，従来，HIV への感染のリスク行動，すなわち性行為時のリスク行為（Khalil, Ross, Hira & Rabia, 2005）や HIV 陽性者への偏見（飯田・いとう・井上，2010）が指摘されてきた。したがって，HIV/AIDS における一次予防及び，偏見低減教育に有効な変数である。しかし，エイズ相談の利用促進にも有効な可能性が示されたことは興味深い。Iliyasu, Abubakar, Kabir, Aliyu（2006）は，ナイジェリアでの調査によって，HIV/AIDS に関する知識が高いこととエイズ相談実行への肯定的な態度との関連を指摘している。本研究においてエイズ相談意図が上昇したのは，確実な知識を得ることで誤解や曖昧な知識が改善されたことによって，エイズ相談実行への肯定的な態度を形成した可能性があると考えられる。

ii　当事者群における得点変化

　当事者群は，生活的知識を扱った教材として当事者二名のインタビュー映像を視聴した。その映像では，男性と女性が一名ずついて，いずれも HIV

陽性者である。DVDでは，自身のHIV感染経路をはじめとして，周囲へのカミングアウト，サポート資源，HIV感染症の捉え方といった内容で構成されている。研究参加者は，それを視聴したことによって，自身がHIVに感染したことを想定した際に，「ひきこもる」，「大学から遠のく」といった社会から隔絶した自己を予測する程度は減り，さらに，「結婚が出来なくなる」「恋人が出来なくなる」といった親密な他者との関係性の喪失への予測が減っていた。このことは，HIV陽性者の実際の生活を知ることで，HIV感染を想定した際の否定的な認知が肯定的に変化したことによって生じたものと考えられる。偏見・差別を扱った研究において，HIV陽性者を知っている人ほど，HIV陽性者への否定的な態度が弱いことが示されている（Visser et al. 2008）。こうした現象は，社会心理学での接触仮説によって説明可能である。そして，こうした陽性者への否定的な態度は内在化されることが指摘されているので（Visser et al. 2008），本研究でもこれを支持したものと解釈できる。

　しかし，これらの指標は，第2部の研究5においてエイズ相談意図との間で正の相関がみられた変数である。つまり，HIV感染想定時の自己の在り様を否定的に捉えているものほど，専門家へのエイズ相談意図が高いという結果が得られている。本研究での実験条件において，「当事者群」のエイズ相談意図の得点の変化は，電話相談，保健所，医師，いずれの専門家においてもみられなかった。すなわち，当事者へのインタビュー映像は，HIV陽性者の生活の質を保つための偏見低減教育には有効な可能性はあるが，エイズ相談の促進という意味では有効でない。

　HIV/AIDSの領域においては，偏見低減教育と感染予防教育は，さらに「エイズ相談意図」を高める教育は，それらの教育内容がお互いを脅かすものではあってはならない。これを逆説的に考えるならば，インタビュー映像は，エイズ相談意図に対して抑制的な効果を及ぼさないので，今後，HIV/AIDSに関する包括的な予防的介入を行っていく際に，有効なツールとなる

可能性がある。

　また，エイズ相談実行の利益性認知である「情報的サポートの獲得」が，わずかではあるが，当事者へのインタビュー映像を見たことによって変化していた。このインタビュー映像は，当事者は，日常的に医師からのサポート内容（治療）について触れていた。このため，大学生は，サポートにかかわるメッセージを聞き，それを肯定的に認知することよって，「情報的サポートの獲得」の得点が高くなったものと考えられる。

　当事者のインタビューといった映像をみることでの「エイズ相談意図」の上昇はみられなかった。とりわけ，第5章で，女性に，エイズ相談実行への利益性認知の強調をすることで医師へのエイズ相談意図を促進する可能性があることがみられていたが，本実験では，利益性認知の向上には寄与したが，医師へのエイズ相談意図の向上にまで至らなかった。これは，DVDの内容が，当事者が，自身のHIV感染経路をはじめとして，周囲へのカミングアウト，サポート資源，HIV感染症の捉え方といった内容から構成されるためと考えられる。今後，今回の実験で効果がみられた当事者のインタビュー映像に加えて，さらに実際の診療での印象やあるいは医療従事者から受けたサポートなどを強調するようなメッセージを加えることで，その変容効果が期待できる。また，今後，利益性認知をどの程度高めることで，エイズ相談利用を促進するかについての検討が必要である。

　以上，本DVD教材は，「当事者」のインタビュー映像が，エイズ相談意図に直接変容をもたらすまでには至らないが，エイズ相談意図の生起にかかわる様々な要因に影響を与えることが示唆された。さらに，科学的知識を扱ったDVDを視聴することによって保健所や医師へのエイズ相談意図を高めるとともに，「HIV/AIDSに関する知識」の獲得に有効な効果が示された。

iii　本研究の限界と今後の課題

　本研究では，DVD視聴前後での各指標の変化を分析の対象とした。今後，

第7章 DVD視聴覚教材視聴前後の健康信念モデルに基づいた指標の変化【研究6】

さらに対象者を増やしていき，DVD視聴による長期的な効果を検証する必要性がある。さらに，本研究では，DVD視聴前後での指標の変化を検討したが，具体的にどのような情報を得たことで指標変化に至ったかは不明である。今後，この情報の各要素を提示することによって，どのような変化がみられるかを検証していく必要性があると考えられる。

第4部　エイズ相談利用促進に関わる規定要因の心理学的検討

はじめに

　本書では，健康信念モデルに基づいたエイズ相談利用の規定要因に焦点をあてて検討してきた。第4部ではこれまでの議論を総括することで，エイズ相談の利用を促進する上での課題と健康信念モデルの適用可能性について論じる。最後に本研究の限界と今後の展望を述べ，本書を終える。

終　章

終-1　はじめに

　本論文で明らかとなったことをまとめる。
　第2部では，「HIV感染症の信念」及び「エイズ相談実行への利益性認知と障がい性認知」に焦点をあて，エイズ相談意図との関連を検討した。
　まず，第1章では，「HIV感染症の信念」の意味構造を明らかにするために，自由記述式での調査を行い，数量化Ⅲ類の結果から，青年は，HIVに感染するという事態がアイデンティティの重要な要素である，自身の独自性と過去との連続性，そして，自分が社会や他者から承認されている受容感のどちらも分断するものとして認識していることを示した。さらに，第2章から第4章では，HIV感染想定時の自己イメージを客観的に測定するための尺度（HIV自己イメージ尺度）を開発し，「社会的隔絶」，「身体的脆弱性」，「生活態度変容」，「親密性」の4つの因子を見出した。そして，第5章では，HIV自己イメージ尺度の実践での利用可能性について言及した。第6章では，健康信念モデルに基づいて，エイズ相談意図と密接に関与すると考えられる「HIV感染症の信念」及び「エイズ相談実行への利益性認知と障がい性認知」との検討をした。その結果，とりわけ男性においては，電話相談や保健所へのエイズ相談意図と，「HIV感染症の信念」との正の相関がみられた。一方で，女性においては，限定的ではあるが，エイズ相談実行への「利益性認知」を強調することで，医師へのエイズ相談意図を向上し得る可能性が示された。
　第3部では，第2部で作成された指標を用いて，既存のHIV/AIDSに関するDVD教材の効果を検証した。その結果，知識啓発によって，医師や保

健所へのエイズ相談意図の得点に影響を与えた可能性が示唆された。第2部でエイズ相談意図との関連が指摘されていた「HIV感染症の信念」の得点の変化に至らなかったが，エイズ相談を促進する上で，知識啓発の有効性を示唆させるものであった。第4部ではこれまでの議論を包括して，今後，エイズ相談意図を促進するための課題について言及する。

終-2 エイズ相談利用促進に関わる規定要因の心理学的検討

i エイズ相談意図における各専門家での違い

第2部で明らかになったように，電話相談，保健所，医師といった各専門家へのエイズ相談意図と規定要因との関連は，専門家が有する特徴によって異なっていた。

例えば，電話相談や保健所といった専門家は，個人名や住所といった個人情報を一切必要としない専門家である。それゆえに，HIV感染想定時に，自身と社会との距離が離れることを想定し，さらに，親密な他者との関係性の喪失を予期する者は，こうした専門家を選択しやすい可能性が示された。一方で医師については，相談実行をした際のポジティブな結果を予測するほど，選択しやすい可能性が示された。こうした専門家間での違いは，エイズ相談の利用を促進していく上での方略に影響を与えるものと考えられる。

ii 健康信念モデルに基づいたエイズ相談意図の促進について

第1部の序章で論じたように，これまでのエイズ相談を扱った先行研究では，上記のような専門家の特徴や，或いは，性別については重要視されてこなかった。このことから，本研究では，エイズ相談を実行する相手を電話相談，保健所，医師の3種に分け，さらに性別ごとに，健康信念モデルに基づく各種要因との関連を検討した。その結果，とりわけ男性においては，健康信念モデルでの「HIV感染症の信念」の側面に働きかけていくことの重要性，そして，女性においては，健康信念モデルの「エイズ相談実行への利益

性認知」に焦点を当てて働きかけていくことが有効な可能性が見いだされた。先行研究での比較で言えば，男性での結果は，主にサハラ以南のアフリカ圏で得られた知見を追認するものである。なぜ，このような結果となったのであろうか。

　本邦でのHIVの新規感染報告では，主に男性間での性的接触による報告が多い。このことは，万が一，HIVに感染した場合，その原因帰属としてセクシャリティにかかわる理由であるという誤った原因帰属が起きやすい可能性を示している。そして，本書の検討においても，HIV感染想定時の自己イメージと恐怖感情との間には正の関連があり，男性においてはそれが強い傾向があった。この恐怖感情の強さは，本邦での新規感染報告の動向に従い，男性間の同性愛恐怖（homophobia）が強く関連しているものとも考えられる。本邦では，欧米に比べて，同性愛者やその周辺の情報に接触する度合いが比較的少なく（品川，2006），さらに，性教育の現場でも同性愛については全く習わないことが多い（日高，2005）。そして，同性愛者に対する偏見や差別が存在することは事実である。

　その意味で，本研究での実験において，「当事者」のインタビュー映像を見たことでエイズ相談意図が減じられることなく，「社会的隔絶」，「親密性」の得点が低減されたことは有益である。なぜならば，不快感や不安・恐怖感といった感情は，HIVへの感染を防ぐための防衛動機を高める要因であり（木村，1995; 高本・深田，2008），さらにエイズ相談を促進する上では有効な可能性はあるが，それと同時に，HIV陽性者への偏見や差別感情を招きやすいものである。大学生が「社会的隔絶」，「親密性」の得点が高いことは，上述したような，偏見や差別感情といった集団心理が内在化されたことによって，自身がHIVに感染したと想定した際の否定的なイメージを強めたものと考えられる。そして，当事者のインタビュー映像という生活的知識を扱ったDVDを視聴した群は，エイズ相談意図の得点が高くなることもなかったが，低くなることもなかった。それ故に，インタビュー映像を見たことでの

変化は望ましいものと考えられる。

　ところで，これまでの先行研究では，性差は重要視されてこなかった（Zak-place et al, 2004）。その結果，多くの研究において，エイズ相談意図を説明する上での要因間の関連が過小あるいは過大評価されてきた可能性がある。この意味で，本研究は，エイズ相談の利用促進を図っていく上での性差に特徴に応じた手法の立案，という意味では有益といえよう。今後は，第2部で示されたような介入方法を用いて，実験的手続きでその効果を検証していくことが課題である。

iii　本研究の理論的意義

　本研究は，エイズ相談を，心理学分野における援助要請研究の一つとして位置付けて検討してきた。援助要請を扱った研究では，従来から，相談行動や相談意図といった変数と特定の要因との関連を検討したものが大半であり，この結果，要因と援助要請との関連が一貫しないことが指摘されている。すなわち統合された理論に至っていないことが指摘されている（Rickwood, Deane, Wilson, & Ciarrochi, 2005; 永井，2010）。その意味で，本研究は，健康信念モデルを適用させたことで，エイズ相談の利用を促進していく際の，事実，理論，介入技法との間での有機的な関連付けが可能となるという意味で，援助要請研究に対しては基礎資料を提供したという意義があるといえよう。

　さらに，本邦におけるエイズ相談研究は，実態調査あるいは特定の変数間同士の関連を検討した報告がほとんどである（例えば，今井・佐野・中瀬，2010; 後藤・奥村・保田・今井・玉城，2010; 嶋・一色・近藤・塚田・潮見，2006）。たとえば，後藤・奥村・保田・今井・玉城（2010）は，北海道の市町村議員1469人を対象とした調査を行っている。この調査での対象者のうち，50歳代以上は，全体の約75％の調査を占めており，本研究での対象とした年齢とは大きく異なっている。しかし，この報告では，重要な課題を提起している。それは，HIV/AIDSが「自身にとって危険であると認知している人の割合」

が59.5％であり，さらに「社会全体にとって危険であると思っている」人の割合が86.7％と高率であるのに対して，「HIV検査を受けようと思う」と回答したのは15.2％にとどまり，さらに未受検の理由として「感染しているとは思わないから」と回答していたのが，93.9％を占めていたことである。「この感染していると思わない」のは，多くの未受検者に当てはまる言葉である。しかし，本研究で言えば，性行動を経験したもののうち，16.3％（$N=16$）が同時期での不特定多数との性行為を経験したものであり，さらに，コンドームの使用頻度は5点満点中4.16点であることを踏まえると，HIV感染のリスクはあると考えられる。今後，「検査を受けようと思う」というエイズ相談意図を，どのようにして向上させていくかは，喫緊の課題である。その意味では，本邦におけるエイズ相談の利用を促進させていくための研究として本書は有意義であった，といえよう

終-3　予防的視座から見たHIV/AIDS

　本研究では，本邦においてHIV感染およびAIDS発症者の新規報告が続いていくなかで，エイズ相談実行への促進に焦点をあてて検討してきた。これは，感染可能性のある青年をリスク集団として捉え，エイズ相談の利用を促進するといういわば二次予防の視座に基づいた研究である。

　HIV/AIDSの領域に携わる心理職は，HIVが陽性である当事者から求められる職能について当事者とかかわり，長期の療養生活を支援していくことが求められる。さらに，HIVは陰性あるいは不明である感染不安を持った方とかかわりによって，情報提供をしたり，いかにして感染不安を取り除くかを一緒に考えたり，といった役割が求められている。

　また，相談を求めた人のみに焦点を当てるだけではなく，それを視野に入れながら，その人の背景にある文化的社会的な側面を把握し，支援の方向性を考えていく必要がある。

　その意味で言えば，カウンセリング，心理療法といった直接的な個人援助

だけではなく，当事者が直面する多くの課題に対して，本人や本人を取り巻く環境を調整していく役割もまた必要であると言えよう。こうした意味において，本研究は，HIV/AIDS に関する一次から三次予防までの視点を含んだ予防対策を検討した，という意味で意義を有すると考えられる。

終-4 本研究の限界と今後の展望

i 縦断的なデータ収集の必要性

本書の調査対象となったのは，大学生・専門学校生である。したがって，HIV 感染のリスク層である若年層全てに焦点を当てたものではない。今後様々な層に対して行っていくことで今回得られた知見との違いを明らかにしていく必要がある。さらに本書は，エイズ相談意図を従属変数とした研究であり，研究手法として，質問紙法あるいは，DVD 視聴前後での認知変容について扱っている。すなわち，実際の行動変容に焦点をあてたものではない。今後は，行動の指標を取り入れ，時間の経過による縦断的な変化について論じていく必要があると考えられる。エイズ相談意図を，どのようにして，どの程度強めれば，実際のエイズ相談が促進されるかを検討する必要がある。

ii エイズ相談促進のための予防的介入の効果測定

健康信念モデルに基づく各種要因とエイズ相談意図との直接的な関連を検討することに重きを置き，さらに，開発した指標（尺度）の妥当性について論じてきたものである。このため，要因間の詳細な関連や理論モデルの構築については論じていない。このため，エイズ相談意図の変容が起きた理由としては，本書で取り上げた変数以外の要因による関与も十分に考えられる。今後，エイズ相談意図に対して，どのような知識が影響を与えているかといった観点からの検証も必要であろう。

iii 健康行動を促進するための理論モデルとの比較

本書では，人間の健康行動を扱った研究において最も引用されることの多い健康信念モデル（Health Belief Model）の枠組みから，エイズ相談意図と，それを促進するための各種指標との関連を検討した。これまで述べてきたように，ここで得られた各種指標は，今後さらに改善していく必要がある。そうした検討を経て，これまで紹介したきた他の健康理論モデル（例：合理的行為理論（Ajzen & Fishbein, 1980; Fishbein & Ajzen, 1975），Information-Motivation-Behavior Skills Model（Fisher & Fisher, 1992）など）の比較を行うことは興味深い。

引用・参考文献一覧

Ajzen, I., & Fishbein, M. (1980). Understanding attitude and predicting social behavior, Prentice-Hall.

甘崎光洋・森和代・清水安夫（2011）．性感染症の予防行動意図尺度の開発．日本健康教育学会誌, 19(1), 3-14.

Apanovitch, A. M., McCarthy, D., & Salovey, P. (2003). Using message framing to motivate HIV testing among low-income, ethnic minority women. *Health Psychology*, 22, 60-67.

Bryan, A. D., Fisher, J. D., Fisher, W. A., & Murray, D. M. (2000). Understanding condom use among heroin addicts in methadone maintenance using the information-motivation-behavioral skills model. *Substance Use & Misuse*, 35, 451-471.

Becker, M. H. (1974). The health belief model and personal health behavior. *Health Education Monographs*, 2, 324-473.

Becker, H. M., & Mainman, L. A. (1975). Sociobehabioral determinants of compliance with health and medical care recommendation. *Medical Care*, 13, 10-24.

Bond, L., Lauby, J., & Batson, H. (2005). HIV testing and the role of individual-and structural-level barriers and facitators. *AIDS Care*, 17, 125-140.

Carey, M. P., & Schroder, K. E. (2002). Development and psychometric evaluation of the brief HIV knowledge questionnaire. *AIDS Education & Prevention*, 14, 172-182.

de Paoli, M. M., Manongi, R., & Klepp, K. I. (2004). Factors influencing acceptability of voluntary counselling and HIV-testing among pregnant women in Northern Tanzania. *AIDS Care*, 16, 411-425.

Dorr, N., Krueckeberg, S., Strathman, A., & Wood, M. D. (1999). Psychosocial correlates of voluntary HIV antibody testing in college students. *AIDS Education & Prevention*, 11, 14-27.

Fallon, B. J., & Bowles, T. (1999). Adolescent help-seeking for major and minor problems. *Australian Journal of Psychology*, 51, 12-18.

Fisher, J. D., & Fisher, W. A. (1992). Changing AIDS-risk behavior. *Psychological Bulletin*, 111, 455-474.

Fisher, J. D., Fisher, W. A., Amico, K. R., & Harman, J. J. (2006). An information-motivation-skills model of adherence to antiretroviral theray. *Health Psychology*, 25, 462-473.

Fishbein, M., & Ajzen, I. (1975). Belief, attitude, intention, and behabior: An introduction to theory and research. Addison-Wesley.

Green, G. (1995). Attitudes towards people with HIV: Are they as stigmatizing as people with HIV peseive thme to be. *Social Science & Medicine*, 41, 667-568.

原岡一馬 (1970). 態度変容の社会心理学. 金子書房.

日高庸晴 (2005). ゲイ・バイセクシュアル男性の思春期におけるライフ・イベントとメンタルヘルス. 小児内科, 67, 369-373.

樋口匡貴・中村菜々子 (2010). コンドーム使用・使用行動意図に及ぼす羞恥感情およびその発生因の影響. 社会心理学研究, 26, 151-157.

久田満・千田茂博・箕口雅博 (1989). 学生用ソーシャル・サポート尺度作成の試み (1). 日本社会心理学会第30回大会発表論文集, 143-144.

飯田敏晴・伊藤武彦・井上孝代 (2008). 日本の大学生における HIV 感染者・AIDS 患者に対する偏見と知識：中国との比較. 応用心理学研究, 33, 142-143.

飯田敏晴・伊藤武彦・井上孝代 (2009). 想像されたヒト免疫不全ウィルス感染後の自己イメージ尺度の作成. 日本応用心理学会第76回大会発表論文集, 57.

飯田敏晴・いとうたけひこ・井上孝代 (2010). 日本の大学生における HIV 感染経路に関する知識と偏見との関連：性差に焦点をあてて. 応用心理学研究, 35, 81-89.

飯田敏晴・いとうたけひこ・井上孝代 (2012). HIV 自己イメージ尺度 (HIVSIS) の信頼性と妥当性の検討：予防的介入プログラムの開発に役立つ尺度の作成. コミュニティ心理学研究, 13, 1-13.

Iliyasu, Z., Abubakar, I. S., Kabir, M., & Aliyu, M. H. (2006). Knowledge of HIV/AIDS and attitude towards voluntary counseling and testing among adults. *Journal of the National Medical Association*, 98, 1917-1922.

今井光信・佐野貴子・中瀬克己 (2010). 保健所等における HIV 検査相談に関する全国調査 (2008) の結果から. 日本エイズ学会誌, 12, 13-17.

Kabiru, C. W., Beguy, D., Crichton, J., & Zulu, E. M. (2011). HIV/AIDS among youth in urban informal (slum) settlements in Kenya: what are the correlates of and motivations for HIV testing?. *BMC Public Health*, 11, 685.

郭晃彰・岡慎一・大平勝美・柿沼章子・小林尚貴・中澤陽介 (2009). 早稲田大学構

内におけるHIV迅速抗体検査の実施に関する考察と示唆．日本エイズ学会誌，11，516．

川喜田二郎（1967）．発想法：創造性開発のために．中央公論社．

河内清彦（2001）．視覚障害学生及び聴覚障害学生に対し大学生が想起するイメージの意味構造：性及び専攻学科の関連．教育心理学研究，49，81-90．

Khalil, S., Ross, M., Rabia, M., & Hira, S. (2005). Knowledge and Attitudes Towards HIV/STD Among Indian Adolescents. *International Journal of Adolescence and Youth*, 12, 149-168.

木原雅子（2006）．10代の性行動と日本社会：そしてWYSH教育の視点．ミネルヴァ書房．

木原雅子（2006）．若者に対するHIV予防介入に関する研究．平成17年度厚生労働科学研究費補助金エイズ対策研究「HIV感染症の動向と予防的モデルの開発・普及に関する社会疫学研究（主任研究者：木原正博）」研究報告書，14-114．

木村堅一・深田博己（1996）．エイズ患者・HIV感染者に対する偏見に及ぼす恐怖-脅威アピールのネガティブな効果．広島大学教育学部紀要，44，67-74．

木村堅一（1996）．防衛動機理論に基づくAIDS予防行動意思の規定因の検討．社会心理学研究，12，86-96．

木村真人・水野治久（2004）．大学生の被志向性と心理的変数との関連について：学生相談・友達・家族に焦点を当てて．カウンセリング研究，37，260-269．

北川信一郎・臼井忠男・西上祐子・篠原忠義・中村正樹・藤橋春美・中司眞二・三宅健市・石川和弘・松井祐佐公（2009）．京都市の保健所におけるHIV抗体検査の受検者のリスク行動，リスク行動，感染不安，HIV/STD関連知識の検討．日本エイズ学会誌，11，231-237．

厚生労働省エイズ動向委員会（2012）．平成23年エイズ発生動向年報　平成25年2月12日，AIDS Prevention Information Network: API-Netエイズ予防情報ネット，http://api-net.jfap.or.jp/status/2011/11nenpo/nenpo_menu.htm

Lee, M. B., Wu, Z., Rotheram-Borus, M. J., Detels, R., & Guan, J. (2005). HIV-related stigma among market workers in China. *Health Psychology*, 24, 435-468.

Lohse, N., Hansen, A. B., Pedersen, G., Kronborg, G., Gerstoft, J., Sørensen H. T., Vaeth, M., & Obel, N. S. (2007). Survival of persons with and without HIV infection in Denmark, 1995-2005. *Annals of Internal Medicine*, 146, 87-95.

松竹梓・徳久義治・木村妃南子・山田治（2009）．エイズカフェ参加者におけるコンドーム使用セルエフィカシー尺度の検討．日本エイズ学会誌，11，518．

水野治久・石隈利紀（1999）．被援助志向性，被援助行動に関する研究の動向．教育心理学研究，47，530-539．

水野治久・石隈利紀（2000）．アジア系留学生の専門的ヘルパーに対する非援助志向性と社会・心理学的変数の関連．教育心理学研究，48，165-173．

水野治久・石隈利紀（2001）．アジア系留学生の専門的ヘルパー，役割的ヘルパー，ボランティアヘルパーに対する被援助志向性と社会心理学的変数の関連．教育心理学研究，49，137-145．

Moges, Z., & Amberbir, A. (2011). Factors Associated with Readiness to VCT Service Utilization among Pregnant Women Attending Antenatal Clinics in Northwestern Ethiopia: A Health Belief Model Approach. *Ethiopian Journal of Health Sciences*, 21, 107-115.

永井智・新井邦二郎（2007）．利益とコストに対する認知が中学生における友人に対する相談行動に与える影響の検討．教育心理学研究，55，197-207．

永井智・新井邦二郎（2008）．相談行動の利益・コスト尺度の改訂版の作成．筑波大学心理学研究，35，49-55．

Parker, R., & Aggleton, P. (2003). HIV and AIDS related stigma and discriminarion: aconceptual framework and implication for action. *Social Science & Medicine*, 57, 13-24.

Prochaska, J. O., DiClemnte, C. C., & Norcross, J. C. (1992). In search of how people change: Applications to addictive behaviors. *The American Psychologist*, 47, 1102-1114.

Raviv, A., Raviv, A., Ariella, P., & Fink, A. S. (2003). Mother's attitudes toward help for their childrend from school and private psychologist. *Professional psychology and practice*, 34, 95-101.

Remien, R. H., & Mellins, C. A. (2007). Long-term psychosocial challenges for people living with HIV: let's not forget the individual in our global response to the pandemic. *AIDS*, 21, 55-62.

Rickwood, D., Deane, F. P., Wilson, C. J., & Ciarrochi, J. (2005). Young people's help-seeking for mental health problems. Australian e-Journal for the Advancement of Mental Health, 4(3). 〈http://www.auseinet.com/journal/vol4iss3suppl/rickwood.pdf〉

大澤祐美佳・池上知子（2013）．HIV感染経路に関する知識とエイズに対する否定的態度．人文研究 大阪市立大学大学院文学研究科紀要，64，133-148．

Sass, J., Betolone, K., Denton, D., & Logsdon, M. C. (1995). Exposure to blood and body fluid: factors associated with non-compliance in follow up HIV testing among health care workers. *AAOHN Journal*, 43, 507-513.

Schonert-Reichl, K. A., & Muller, J. R. (1996). Correlates of help-seeking in adolescence. *Journal of Youth and Adolescence*, 25, 705-731.

坂野雄二・東篠光彦（1986）．一般セルフ・エフィカシー尺度作成の試み．行動療法研究，12，73-82．

新ヶ江章友（2006）．HIV 感染不安の身体：日本における「男性同性愛者」の主体化の批判的検討．論業現代分化・公共政策，3，203-226．

品川由佳（2006）．男性同性愛者に対するカウンセラーのクリニカル・バイアスとジェンダー関連要因との関係：実験法によるカウンセラー反応の検討．広島大学大学院教育学研究科紀要，第3部55号，297-306．

嶋田洋徳・浅井邦二・坂野雄二・上里一郎（1994）．一般性自己効力感尺度（GSES）の項目反応理論による妥当性の検討．ヒューマンサイエンスリサーチ，3，77-90．

嶋貴子・一色ミユキ・近藤真規子・塚田三夫・潮見重毅・今井光信（2006）．保健所における HIV 即日検査導入の試みとその効果．日本公衆衛生学会誌，53，167-177．

竹原健二・松田智大・児玉知子（2008）．HIV 予防介入の介入プログラムに関する文献レビュー．日本エイズ学会誌，10，54-60．

高本雪子・深田博己（2008）．HIV 対処行動意思と HIV 感染者・AIDS 患者への態度に及ぼす AIDS 情報の効果．対人社会心理学研究，8，23-33．

武田敏（1994）．偏見差別予防のためのエイズ教育．教育と医学，42，6-16．

東京都福祉保健局（2010）．平成21年東京都の HIV 感染者・AIDS 患者の動向及び検査・相談事業の実績．*AIDS News Letter*，130（臨時増刊号）．

UNAIDS 2010 AIDS SCORECARDS：エイズスコアカード UNAIDS レポート「世界のエイズ流行2010年版」樽井正義監修，財団法人エイズ予防財団編．

Vermeer, W., Bos, A. E., Mbwambo, J., Kaaya, S., & Schaalma, H. P. (2009). Social and cognitive variables predicting voluntary HIV counseling and testing among Tanzanian medical students. *Patient Education & Couonseling*, 75, 135-140.

Visser, M. J., Kershaw, T., Makin, J. D., & Forsyth, B. W. C. (2008). Development of parallel scales to measure HIV-related stigma. *AIDS Behavior*, 12, 759-771.

吉嶺敏子・木原雅子・市川誠一・木原正博（2006）．性行動に関する質問票の信頼性

に関する研究.日本エイズ学会誌,8,115-122.

Zak-Place, J., & Stern, M. (2004). Health belief factors and dispositional optimism as predictors of STD and HIV preventive behavior. *Journal of American College Health*, 52, 229-236.

初 出 一 覧

第1章
　　飯田敏晴・いとうたけひこ・井上孝代（2013）大学生における HIV 感染想定時の自己イメージの意味構造：性別，HIV 感染経路に関する知識及び HIV/AIDS に関する偏見との関連．山梨英和大学紀要，14，63-77．

第2章，第3章，第4章，第5章
　　飯田敏晴・いとうたけひこ・井上孝代（2012）HIV 自己イメージ尺度（HIVSIS）の信頼性と妥当性の検討：予防的介入プログラムの開発に役立つ尺度の作成．コミュニティ心理学研究，13，39-54．

　なお，上記論文は，下記学会・研究会での発表に加筆・修正を加えたものである。

1．飯田敏晴・いとうたけひこ・井上孝代（2010）大学生における HIV 感染想定時の自己イメージ尺度の作成の試み　第24回日本エイズ学会学術総会，東京
2．Iida T. (2010) Proposed self-image measurement scales for college students at the time of HIV transmission thoughts. *2nd JAPAN-KOREA Joint Symposium On HIV/AIDS*. Tokyo, Japan.
3．飯田敏晴・山本茉樹・伊藤武彦・井上孝代（2008）女子大学生における HIV 感染症に対するイメージと偏見の構造　日本コミュニティ心理学会第11回大会，愛知．
4．飯田敏晴・伊藤武彦・井上孝代（2009）想像されたヒト免疫不全ウィル

ス感染後の自己イメージ尺度の作成　日本応用心理学会第75回大会，福岡.

謝　　辞

　本書は，著者が，2013年3月に明治学院大学大学院心理学研究科に提出した博士学位論文を一部加筆・修正して公刊されたものです。そして，本書は，独立行政法人日本学術振興会2016年度科学研究費助成事業（科学研究費補助金）（研究成果公開促進費）「学術図書」の交付を受けました（課題番号16HP5199）。

　あとがきとして，これまで私を支えてくださった方をご紹介し，御礼をお伝えいたします。

　はじめに，ある一人の青年（当事者）です。この方との出会いは，私がHIV/AIDSの問題に取り組むきっかけとなりました。さらに，私の指導教員である井上孝代先生（元明治学院大学）なくしては，本書は存在しないし，私が今日まで歩んできた道はありませんでした。統計面及び調査計画は，いとうたけひこ先生（和光大学）から，多くのご指導を賜りました。和光大学から明治学院大学を訪れてくださったり，あるいは，私が，いとう先生の研究室を訪れた際には，いつも温かく，そして時には厳しくご指導くださいました。HIV/AIDSに関する多くの問題について，学術的に深めていくことができたのは，阿部裕先生（明治学院大学心理学部），金沢吉展先生（明治学院大学心理学部），今井公文先生（国際医療研究センター病院精神科）のお蔭です。阿部裕先生からは，多文化間精神医学の観点から，マイノリティにある人々の支援に携わられるご姿勢に多くの示唆を頂戴しています。金沢吉展先生からは，人の健康行動を促進するという観点から多くの学びを頂きました。また，今井公文先生からは，臨床精神医学の観点から，本書での研究に貴重なコメントを多く頂戴しました。さらに，心理学における「援助要請研究」の

視点から，水野治久先生（大阪教育大学），木村真人先生（大阪国際大学），永井智先生（立正大学），本田真大先生（北海道教育大学）を始めとした援助要請研究会の会員諸氏からは，多くの示唆を頂戴しました。そして，風間書房の風間敬子様は，「公刊」という事業に取り組もうとする私を強め，支えてくだいました。

　このように本書は，多くの方々とのご縁によって執筆をすることができました。厚く御礼申し上げます。本書には，著者の力量不足によって，「科学」としての未熟さ・拙さが多く含まれています。読者の皆様におかれましては，本書に忌憚のないご意見をいただければ幸いです。

　最後となりますが，私のことを陰ながら支えてくれている両親，義母，叔母，兄に感謝します。また何よりも，妻と2人の子に心より深謝します。

　　　2016年12月1日　世界エイズデーの日に

　　　　　　　　　　　　　　　　　　　　　　　　飯田　敏晴

著者略歴

飯田　敏晴（いいだ　としはる）

1979年　千葉県に生まれる
2004年　明治学院大学文学部心理学科卒業
2006年　明治学院大学大学院心理学研究科修士課程修了
　　　　総合病院・クリニック等における心理職（非常勤）として採用される。
2010年　公益財団法人エイズ予防財団リサーチ・レジデントとして採用され，国立
　　　　国際医療研究センター病院エイズ治療・研究開発センターに派遣される。
2013年　明治学院大学大学院心理学研究科博士後期課程修了　博士（心理学）取得
現　在　山梨英和大学人間文化学部　助教

臨床心理士，多文化間精神保健専門アドバイザー

エイズ相談利用促進に関わる規定要因の心理学的検討

2016年12月25日　初版第1刷発行

著　者　　飯　田　敏　晴

発行者　　風　間　敬　子

発行所　　株式会社　風　間　書　房
〒101-0051　東京都千代田区神田神保町 1-34
電話 03(3291)5729　FAX 03(3291)5757
振替 00110-5-1853

印刷　太平印刷社　　製本　高地製本所

©2016　Toshiharu Iida　　　　　　　　NDC 分類：140
ISBN978-4-7599-2159-5　　Printed in Japan
〈JCOPY〈(社)出版者著作権管理機構 委託出版物〉〉
本書の無断複製は，著作権法上での例外を除き禁じられています。複製される
場合はそのつど事前に(社)出版者著作権管理機構（電話 03-3513-6969, FAX 03-
3513-6979, e-mail: info@jcopy.or.jp）の許諾を得てください。